westermann

Julika Bohnet, Katharina Grund, Stefanie Röder

Reihenkonzept: Sabine Dietlmeier, Manuela Schmidt

Sicher vorbereiten und bestehen

Zahnmedizinische Fachangestellte
Prüfungsvorbereitung zum 1. Teil der gestreckten Abschlussprüfung

1. Auflage

Bestellnummer 43771

Die in diesem Produkt gemachten Angaben zu Unternehmen (Namen, Internet- und E-Mail-Adressen, Handelsregistereintragungen, Bankverbindungen, Steuer-, Telefon- und Faxnummern und alle weiteren Angaben) sind i. d. R. fiktiv, d. h., sie stehen in keinem Zusammenhang mit einem real existierenden Unternehmen in der dargestellten oder einer ähnlichen Form. Dies gilt auch für alle Kundinnen und Kunden, Lieferanten und sonstigen Geschäftspartner der Unternehmen wie z. B. Kreditinstitute, Versicherungsunternehmen und andere Dienstleistungsunternehmen. Ausschließlich zum Zwecke der Authentizität werden die Namen real existierender Unternehmen und z. B. im Fall von Kreditinstituten auch deren IBANs und BICs verwendet.

© 2024 Westermann Berufliche Bildung GmbH, Ettore-Bugatti-Straße 6–14, 51149 Köln, www.westermann.de

Das Werk und seine Teile sind urheberrechtlich geschützt. Jede Nutzung in anderen als den gesetzlich zugelassenen bzw. vertraglich zugestandenen Fällen bedarf der vorherigen schriftlichen Einwilligung des Verlages. Wir behalten uns die Nutzung unserer Inhalte für Text und Data Mining im Sinne des UrhG ausdrücklich vor. Nähere Informationen zur vertraglich gestatteten Anzahl von Kopien finden Sie auf www.schulbuchkopie.de.

Für Verweise (Links) auf Internet-Adressen gilt folgender Haftungshinweis: Trotz sorgfältiger inhaltlicher Kontrolle wird die Haftung für die Inhalte der externen Seiten ausgeschlossen. Für den Inhalt dieser externen Seiten sind ausschließlich deren Betreiber verantwortlich. Sollten Sie daher auf kostenpflichtige, illegale oder anstößige Inhalte treffen, so bedauern wir dies ausdrücklich und bitten Sie, uns umgehend per E-Mail davon in Kenntnis zu setzen, damit beim Nachdruck der Verweis gelöscht wird.

Druck und Bindung:
Westermann Druck GmbH, Georg-Westermann-Allee 66, 38104 Braunschweig

ISBN 978-3-427-**43771**-0

Vorwort

Sicher vorbereiten – besser bestehen!

Sie stehen vor Ihrer Abschlussprüfung zur Zahnmedizinischen Fachangestellten/zum Zahnmedizinischen Fachangestellten bzw. vor dem Teil 1 der gestreckten Abschlussprüfung und wissen nicht, ob Sie fit für die Prüfung sind?

Wünschen Sie sich eine klare Struktur für die Prüfungsvorbereitung?

Gehören Sie zu den Prüflingen, die Berge von Unterrichtsstoff vor sich liegen haben und nicht wissen, wo sie anfangen sollen und welche Inhalte wirklich wichtig sind?
Oder möchten Sie Ihr Wissen festigen und vertiefen?
Vielleicht erhoffen Sie sich Antworten auf Fragen, die Sie weder in der Schule noch in der Praxis stellen mögen?
Oder gehören Sie zu den Prüflingen, die am Ende einfach noch einmal wissen möchten, ob Sie den gesamten Prüfungsstoff beherrschen?

Aus welchen Gründen Sie auch zu diesem Buch gegriffen haben, für all diese Situationen ist es genau das richtige!
Sie lernen mit „Sicher vorbereiten und bestehen" nur die Themen, die Sie für den Teil 1 der Abschlussprüfung zur/zum Zahnmedizinischen Fachangestellten benötigen.

Die Aufgabenstellungen orientieren sich in der Art und Weise an den Aufgaben in den bundesweiten Prüfungen, somit ist eine umfassende Vorbereitung gewährleistet.
Da stupides Auswendiglernen zu trägem Wissen führt und somit nicht auf neue Situationen angewendet werden kann, werden alle Aufgaben ausgehend von Handlungssituationen eingeleitet. Zudem enthalten die Lösungen ergänzende Erläuterungen und Abbildungen, die Ihnen helfen, sich die Themen besser zu merken.

Auf jeder Seite finden Sie in der Kopfzeile auf der linken Seite den Prüfungsbereich und auf der rechten Seite das behandelte Thema. Dazu befinden sich auf der Vorderseite mehrere Aufgaben, bei denen Sie Ihre Lösung direkt eintragen können.
Wenn Sie umblättern, sehen Sie auf der Rückseite die Lösungen zu den Aufgaben (in grauer Schrift) und die Erklärungen (in schwarzer Schrift). Häufig finden Sie hier auch Schaubilder, die den Ablauf oder Zusammenhang übersichtlich zusammenfassen und Ihnen helfen, sich die Themen besser anzueignen.

Im Sachwortverzeichnis können Sie gezielt nach Aufgaben und Erläuterungen zu bestimmten Themen suchen.

Ob Sie die Inhalte in der Reihenfolge bearbeiten, die das Buch vorgibt, oder einzelne Themengebiete aufgreifen wollen, bleibt Ihnen überlassen.

Sie sehen, dieses Buch hilft Ihnen nicht nur bei der Wiederholung, sondern ermöglicht Ihnen auch eine Vertiefung des bisher Gelernten.
Gehen Sie bestens vorbereitet in die Prüfung!

Viel Erfolg wünschen Ihnen
Julika Bohnet, Katharina Grund, Stefanie Röder

Prüfungsmodalitäten

1. Die gestreckte Abschlussprüfung

Die Abschlussprüfung zur/zum Zahnmedizinischen Fachangestellten erfolgt als gestreckte Abschlussprüfung (GAP) in zwei zeitlich voneinander getrennten Teilen. Insgesamt umfasst die Abschlussprüfung fünf Prüfungsgebiete, von denen vier schriftlich erfolgen und eines als praktische Arbeitsaufgabe absolviert wird.

Der Teil 1 der schriftlichen Abschlussprüfung zur/zum Zahnmedizinischen Fachangestellten umfasst folgende Bereiche:

- Durchführen von Hygienemaßnahmen und Aufbereiten von Medizinprodukten
- Empfangen und Aufnehmen von Patientinnen und Patienten

Die Prüfungszeit beträgt jeweils 60 Minuten. Die Aufgaben sind praxisbezogen gestaltet und je nach Bundesland entweder anhand von offenen Fragen oder Multiple Choice (Auswahl-Aufgaben) zu bearbeiten. Mit dem ersten Teil der Abschlussprüfung haben Sie bereits 35 % Ihrer Abschlussnote sicher. Die Gewichtung der beiden Prüfungsgebiete entnehmen Sie der folgenden Tabelle:

Prüfungsgebiete	Gewichtung
Durchführen von Hygienemaßnahmen und Aufbereiten von Medizinprodukten	25 %
Empfangen und Aufnehmen von Patientinnen und Patienten	10 %
Teil 1	**35 %**

IHK-Punkteschema					
Note 1 (sehr gut)	Note 2 (gut)	Note 3 (befriedigend)	Note 4 (ausreichend)	Note 5 (mangelhaft)	Note 6 (ungenügend)
100–92	91–81	80–67	66–50	49–30	29–0

Prüfungsbereich Durchführen von Hygienemaßnahmen und Aufbereiten von Medizinprodukten

Im Prüfungsbereich „Durchführen von Hygienemaßnahmen und Aufbereiten von Medizinprodukten" zeigen Sie, dass Sie Handlungssituationen analysieren und Arbeitsprozesse strukturieren können. Sie führen die Risikobewertung und Einstufung der Medizinprodukte durch und zeigen, dass Sie den vollständigen Arbeitsablauf von der Vorbereitung bis zur Freigabe und Dokumentation beherrschen. Sie berücksichtigen die rechtlichen Vorgaben zu den Aufbereitungsverfahren und weisen nach, dass Sie die Vorgaben zum Gesundheits- und Umweltschutz sowie der Qualitätssicherung befolgen.

Prüfungsbereich Empfangen und Aufnehmen von Patientinnen und Patienten

Im Prüfungsbereich „Empfangen und Aufnehmen von Patientinnen und Patienten" zeigen Sie Ihre Kommunikationsfähigkeit, indem Sie zahnmedizinische Maßnahmen adressatengerecht erläutern. Bei der Patientenaufnahme berücksichtigen Sie die rechtlichen Vorgaben, insbesondere die der ärztlichen Schweigepflicht und des Datenschutzes. Zudem zeigen Sie, dass Sie die erfolgten Leistungen fachlich korrekt dokumentieren und abrechnen können.

Dieses Buch beinhaltet eine Mischung aus offenen Fragen und Multiple Choice, um Sie auf beide Aufgabentypen adäquat vorzubereiten. Ob Sie das Buch von vorne nach hinten durcharbeiten oder einzelne Kapitel bearbeiten, ist Ihnen überlassen.

Noch ein Tipp: Markieren Sie sich wichtige Aspekte und formulieren Sie Ihre Antworten bei den offenen Fragen aus, um Ihre sprachlichen Fähigkeiten für die Prüfung zu trainieren.

Eine sichere Vorbereitung führt zu besten Ergebnissen!

© Westermann Gruppe

Inhaltsverzeichnis

Das Modellunternehmen 6

Prüfungsgebiet
Durchführen von Hygienemaßnahmen und Aufbereiten von Medizinprodukten

Hygienemaßnahmen durchführen –
Mikrobiologie 7
Infektionen und Immunisierung 15
Behandlungsplatzvorbereitung 31
Händehygiene 33
Allgemeine Desinfektion und Sterilisation 35
Desinfektion 37
Rechtsgrundlagen 39
Sterilisation 41
Reinigung 45
Desinfektion 47
Umwelthygiene 55

Prüfungsgebiet
Empfangen und Aufnehmen von Patientinnen und Patienten

Praxisorganisation – Organisation des Ausbildungsbetriebes 63

Verschwiegenheitspflichten und berufsrechtliche Vorgaben –
Behandlungsvertrag 65

Patientinnen und Patienten individuell betreuen –
Terminplanung 75
Postbearbeitung 77
Kommunikation 85

Diagnostische und therapeutische Maßnahmen –
Früherkennungsuntersuchungen 95
Kariesentstehung und Kariestherapie 105
Wurzelkanalbehandlung 121
Chirurgie 123
Arzneimittellehre 135
Zahnärztliche Leistungen abrechnen – Allgemeine Bestimmungen 141

Allgemeine zahnärztliche diagnostische und therapeutische Maßnahmen
vorbereiten, dabei assistieren und nachbereiten 151

Zahnärztliche Leistungen abrechnen – gesetzlich und privat Versicherte 155

Das Modellunternehmen

DENTALZENTRUM AN DER ISAR **DR. ELIANE MROSEK** Öffnungszeiten: Mo–Fr. 8:00–19:00 Uhr | Sa. 9:00–13:00 Uhr	
Geschäftssitz	Am Flussblick 15 87654 München
Telefon	089 7654123
Telefax	089 765000
Kontakt	info@dentalzentrumisar.de
Praxisinhaberin	Eliane Mrosek (ZA-Nr. 657489215)
Angestellte Zahnärztinnen und Zahnärzte	Dr. Emanuel Steiner Vollzeit (ZA-Nr. 128754825) Dr. Luzie Kotterer Vollzeit (ZA-Nr. 358745987) Dr. Julia Schmidt Teilzeit (ZA-Nr. 585874235) ZÄ Aurora Kruschek 1. Assistenzjahr ZA Ismet Akbulut 2. Assistenzjahr
Zahnmedizinische Fachangestellte	Lisa Empfang, Verwaltung Melanie Empfang, Abrechnung Janine Abrechnung, QM Irem Assistenz Ilayda Assistenz Rhianna Assistenz Doreen Assistenz Sonja Prophylaxe Svetlana Prophylaxe Mariana Azubi 1. Lehrjahr Artiola Azubi 3. Lehrjahr Nicole Azubi 2. Lehrjahr
Lehrzeitverkürzung	Eileen Assistenz
Bankverbindung	APO-Bank Düsseldorf IBAN DE77 1254 5674 9870 54 BIC DADMEMLI

Prüfungsgebiet Durchführen von Hygienemaßnahmen und Aufbereiten von Medizinprodukten

Hygienemaßnahmen durchführen – Mikrobiologie

Situation
Mariana hat heute ihren ersten Ausbildungstag. Ihre Kollegin Irem erzählt ihr, worauf sie bei der Arbeit achten muss. Dabei fallen Begriffe wie Hygiene, Infektionen und Prävention. Helfen Sie Mariana bei der Begriffsklärung.

Fortführung der Situation
Nicht alle Mikroorganismen führen zu einer Infektionskrankheit. Klären Sie Mariana über die Unterschiede auf.

1. Aufgabe

1.1 Definieren Sie den Begriff Mikrobiologie.

_____
_____
_____
_____

1.2. Ordnen Sie den Erläuterungen die korrekten Begriffe zu.

Erläuterung   **Fachbegriff**

1.2.1 Maßnahmen, die eine Verschlechterung eines Gesundheitszustands verhindern sollen.

1.2.2 Die Mikroorganismen dringen in den Körper des Menschen, Tieres oder der Pflanze ein und vermehren sich dort.

1.2.3 Die Verunreinigung von Gegenständen, Personen oder Räumen mit z. B. Krankheitserregern.

1.2.4 Dieser Begriff umfasst alle Maßnahmen zur Erhaltung und Förderung der Gesundheit und ist die Lehre von der Verhütung von Krankheiten.

2. Aufgabe

2.1 Definieren Sie den Begriff Mikroorganismen.

_____
_____
_____
_____

2.2 Unterscheiden Sie zwischen apathogenen und pathogenen Mikroorganismen.

_____
_____
_____
_____
_____

2.3 Nennen Sie die **fünf** Hauptgruppen von Mikroorganismen.

- _____
- _____
- _____
- _____
- _____

Prüfungsgebiet **Durchführen von Hygienemaßnahmen und Aufbereiten von Medizinprodukten**　　　　Hygienemaßnahmen durchführen – Mikrobiologie

Erläuterungen und Lösungen

1. Aufgabe

1.1　Die Mikrobiologie ist die Lehre von den Kleinstlebewesen.

Die Größe der einzelnen Mikroorganismen ist jedoch sehr unterschiedlich (Prionen sind mit 0,005 µm, Bakterien 1–10 µm).
1 µm = 1 Mikrometer = 0,001 Millimeter

1.2

1.2.1　Prävention oder Prophylaxe

Beispielsweise wird durch die professionelle Zahnreinigung einer Verschlechterung der Mundhygiene vorgebeugt und somit die Entstehung von Karies und Parodontalerkrankungen verhindert.

1.2.2　Infektion

Die Infektion ist zunächst nur das Eindringen und die Vermehrung von Krankheitserregern, eine Infektionskrankheit ist nicht immer die Folge. Die meisten Mikroorganismen sind apathogen und haben keine negative Auswirkung auf die Gesundheit des Menschen. Zudem bekämpft das Abwehrsystem des Körpers die Erreger bereits vor Ausbruch und hilft, eine Erkrankung zu verhindern.

1.2.3　Kontamination

Zur Vermeidung von Infektionen müssen diese Infektionsquellen auf ein Minimum reduziert werden.

1.2.4　Hygiene (gr. hygieinos – gesund)

Hierunter fallen z. B. die persönliche Schutzausrüstung (PSA) und Maßnahmen wie Impfungen, Desinfektion und Sterilisation.

2. Aufgabe

2.1　Mikroorganismen sind Kleinstlebewesen wie Bakterien, Pilze und Viren.

2.2　Apathogene Mikroorganismen wirken sich nicht negativ auf die Gesundheit aus, sie sind also nicht krankmachend. Die pathogenen Mikroorganismen hingegen sind die Erreger von Infektionskrankheiten und somit krankmachend.

Mikroorganismen (auch: Mikroben) befinden sich überall auf und im Körper, zum Beispiel in der Mundhöhle, auf der Haut und im Darm.
Viele körperliche Prozesse wären ohne Mikroorganismen nicht möglich.
Im Darm sorgt die Besiedelung mit Mikroorganismen (Darmflora) für die Verdauung von Nahrungsmitteln. Dieses Zusammenleben wird auch als Symbiose bezeichnet. Es nützt sowohl den Mikroorganismen als auch dem Menschen.

2.3　• Bakterien
　　• Viren
　　• Pilze
　　• Parasiten/Protozoen
　　• Prionen

Parasiten können sowohl ein- als auch vielzellige tierische Schmarotzer sein. Sie benötigen einen Wirt zum Leben. Hierzu zählen Würmer, Läuse und Flöhe sowie Einzeller (Protozoen).
Prionen sind infektiöse Eiweißmoleküle und die kleinsten bekannten Krankheitserreger.

Prüfungsgebiet Durchführen von Hygienemaßnahmen und Aufbereiten von Medizinprodukten

Hygienemaßnahmen durchführen – Mikrobiologie

Situation
In der Anmeldung unterhalten sich Hr. Dr. Steiner und Melanie über den Anamnesebogen eines Patienten. Er gibt an, verschiedene Krankheiten gehabt zu haben.

3. Aufgabe

3.1 Welche Erkrankungen werden durch Bakterien verursacht? ☐ ☐ ☐

   1 Tuberkulose
   2 Masern
   3 Karie
   4 Malaria
   5 Tetanus

3.2 Welche Aussage zu Bakterien ist **falsch**? ☐

   1 Gegen Tetanus ist eine Impfung möglich.
   2 Aerobe Bakterien leben ohne Sauerstoff.
   3 Bakterien sind einzellige Mikroorganismen.
   4 Bakterien besitzen einen eigenen Stoffwechsel.
   5 Gramnegative Bakterien werden bei der Anfärbung rot.

Fortführung der Situation
Bakterien werden nach Größe, Form, Stoffwechsel, Anfärbung und Wachstum in verschiedene Gruppen unterteilt.

4. Aufgabe

4.1 Beschreiben Sie kurz den Ablauf der Zellteilung.

4.2 Unterscheiden Sie die Bakterien nach ihrer Morphologie (Zellform).

4.3 Bakterien können Sporen bilden. Erläutern Sie deren Funktion.

Prüfungsgebiet Durchführen von Hygienemaßnahmen und Aufbereiten von Medizinprodukten

Hygienemaßnahmen durchführen – Mikrobiologie

Erläuterungen und Lösungen

3. Aufgabe

3.1 Lösung: 1, 3, 5

Die Tuberkulose wird durch anaerobe, stäbchenförmige Bakterien ausgelöst (Mycobakterium tuberculosis). Karies wird durch anaerobe, kugelförmige Bakterien (Streptokokkus mutans) verursacht und Tetanus durch das anaerobe, stäbchenförmige Bakterium Clostridium tetani.

3.2 Lösung: 2

Die aeroben Bakterien benötigen Sauerstoff zum Leben. Keinen Sauerstoff benötigen hingegen die anaeroben Bakterien.

4. Aufgabe

4.1 Bakterien vermehren sich ungeschlechtlich. Dieser Prozess wird Mitose genannt. Jede Tochterzelle gleicht der Elternzelle. Die Häufigkeit der Teilung ist abhängig von den Wachstumsbedingungen, d.h., je besser die Lebensbedingungen für die Bakterien sind, desto höher ist die Zellteilung.

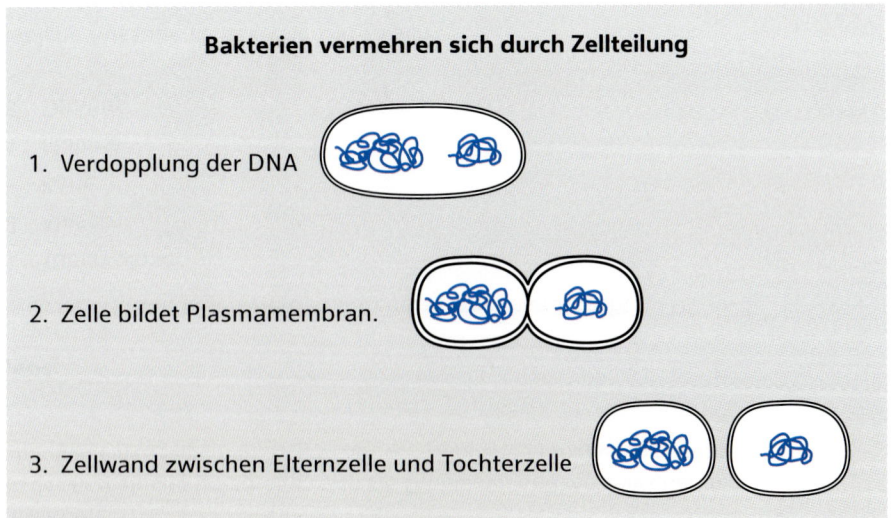

Bakterien vermehren sich durch Zellteilung

1. Verdopplung der DNA

2. Zelle bildet Plasmamembran.

3. Zellwand zwischen Elternzelle und Tochterzelle

4.2 Unterschieden werden:

- Kokken (kugelförmige Bakterien):
  - Diplokokken (Doppelkokken)
  - Staphylokokken (traubenartige Kokken)
  - Streptokokken (kettenartige Kokken)
- Stäbchen (längliche Bakterien)
- Spirochaeten (schraubenförmige Bakterien)

4.3 Manche Bakterien können widerstandsfähige Dauerformen, sog. Sporen, bilden. Dadurch können sie ungünstige Umweltbedingungen (z.B. Trockenheit, Hitze, Kälte) überdauern, bis die Lebensbedingungen für sie wieder besser werden.

Das Tetanusbakterium (Clostridium tetani) kann beispielsweise Sporen bilden und schützt sich bei schlechten Lebensbedingungen mit einer festen Hülle. Werden die Bedingungen besser, ist es auch wieder vermehrungsfähig.

Merke

- Bakterien sind größer als Viren
- Sie sind ca. 0,0001 mm bis 0,7 mm groß und haben unterschiedliche Formen:
  - Kokken (kugelförmig)
  - Bazillen (stäbchenförmig)
  - Spirochäten (spiralförmig)
- Sie sind einzellige Lebewesen, d.h. sie haben einen eigenen Stoffwechsel und können sich selbst versorgen und vermehren.
- Sie können unterschiedliche Eigenschaften aufweisen. So sind aerobe Bakterien auf Sauerstoff angewiesen, anaerobe Bakterien hingegen benötigen keinen Sauerstoff.
- Bakterien kommen überall vor, z.B. in der Luft, im Wasser oder in Lebensmitteln.
- Sie sind die ältesten Bewohner der Erde und treten oft in Kolonien mit anderen Mikroorganismen auf. Wenn Sie das infizierte Lebewesen krankmachen können, spricht man von pathogenen Bakterien.
- Bakterien sind in der Lage Wochen oder gar Monate in der Umwelt oder im Körper zu überleben. Sie bilden sogenannte Sporen (=Dauerform), wenn die Umgebungsbedingungen ungünstig sind.

Prüfungsgebiet Durchführen von Hygienemaßnahmen und Aufbereiten von Medizinprodukten

Hygienemaßnahmen durchführen – Mikrobiologie

Situation
Frau Dr. Mrosek stellt einem Schmerzpatienten ein Rezept für ein Medikament aus. Es soll gegen die bakterielle Infektion wirken.

Situation
Sie lesen sich das Etikett der Flächendesinfektion durch. Dabei begegnen Ihnen Begriffe wie bakterizid und viruzid.

5. Aufgabe

5.1 Welche Medikamentengruppe wird Frau Dr. Mrosek wählen? Nennen Sie den Fachausdruck.

5.2 Erläutern Sie, an welchem Punkt der Zellteilung (Mitose) das Medikament greift.

5.3 Die Abgabe von Arzneimitteln ist gesetzlich geordnet. Wie ist der Umgang mit Penizillin geregelt?

6. Aufgabe

6.1 Übersetzen Sie die Begriffe bakterizid und viruzid.

6.2 Erläutern Sie die wesentlichen Unterschiede zwischen Bakterien und Viren.

6.3 Bringen Sie den Vermehrungszyklus von Viren in die richtige Reihenfolge (1–5).

Die Wirtszelle geht zugrunde, neue Viren werden freigesetzt. ☐

Das Virus lagert sich an eine Wirtszelle an. ☐

Das Virus schleust seine Erbanlagen in die Wirtszelle ein. ☐

Der Zellkern bildet nun ausschließlich neue Viren, bis die Wirtszelle erschöpft ist. ☐

Der Zellkern der Wirtszelle wird vom Virus kontrolliert und umprogrammiert. ☐

Prüfungsgebiet **Durchführen von Hygienemaßnahmen und Aufbereiten von Medizinprodukten**

Hygienemaßnahmen durchführen – Mikrobiologie

Erläuterungen und Lösungen

5. Aufgabe

5.1 Die Medikamentengruppe heißt Antibiotika (Einzahl: Antibiotikum).

Antibiotika können eine bakteriostatische (Bakterien hemmende) oder bakterizide (Bakterien abtötende) Wirkung haben. Die Dauer der Einnahme muss unbedingt eingehalten werden, auch wenn die Symptome abgeklungen sind. Ansonsten kann es zu Resistenzen kommen, sich also widerstandsfähige Bakterienstämme bilden.

5.2 Antibiotika zerstören Bakterien bzw. verhindern die Vermehrung, indem sie die Bildung der Zellwand nach der Zellteilung verhindern.

5.3 Penizillin ist ein verschreibungspflichtiges Arzneimittel, d.h., es darf nur nach (zahn-)ärztlicher Verordnung (Rezept) von den Apotheken an die Patientinnen und Patienten abgegeben werden.

Penizilline sind Antibiotika, die aus dem Schimmelpilz Penicillium notatum gewonnen werden.

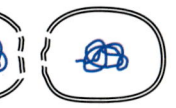

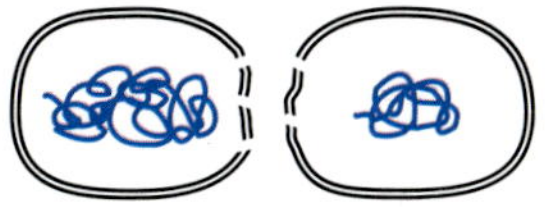

6. Aufgabe

6.1 Bakterizid = Bakterien abtötend
Viruzid = Viren abtötend

Die Endsilbe -zid steht für abtötend, während die Vorsilbe (bakteri-, viru-) für die betroffenen Mikroorganismen stehen. Der Begriff fungizid bedeutet demnach Pilze abtötend, denn die Vorsilbe fungi- bedeutet Pilze. Stehen auf dem Desinfektionsmittel hingegen die Begriffe bakteriostatisch oder virostatisch, wirkt das Mittel inaktivierend. Inaktive Mikroorganismen können weder weiter wachsen noch „krankmachen".

6.2 Die wesentlichen Unterschiede beziehen sich auf die Größe, den Stoffwechsel und die Nachweisbarkeit.

Bakterien sind im Vergleich zu Viren deutlich größer.
Bakterien sind ca 1–10 µm groß, Viren bis zu 0,03 µm.

Bakterien haben einen eigenen Stoffwechsel, Viren hingegen nicht.
Der Stoffwechsel ist ein Merkmal zur Einordnung als Lebewesen.

Aufgrund der geringen Größe können Viren nur mithilfe des Elektronenmikroskops nachgewiesen werden. Bakterien lassen sich mit einem Lichtmikroskop darstellen.

6.3 Lösung: 5, 1, 2, 4, 3

Die Pathogenität (krankheitsauslösende Wirkung) von Viren entsteht vor allem durch die direkte Schädigung der Wirtszellen. Da Viren für die Vermehrung eine Wirtszelle benötigen, werden sie auch als Zellparasiten bezeichnet.

© Westermann Gruppe

Prüfungsgebiet Durchführen von Hygienemaßnahmen und Aufbereiten von Medizinprodukten

Hygienemaßnahmen durchführen – Mikrobiologie

Situation
Eine Patientin berichtet Frau Dr. Mrosek von weißen Flecken im Mund. Frau Dr. Mrosek diagnostiziert daraufhin eine Pilzerkrankung.

Situation
Neben den drei großen Gruppen der Krankheitserreger gibt es noch die Prionen und Protozoen, die in der Zahnarztpraxis eine eher untergeordnete Rolle spielen.

7. Aufgabe

7.1 Nennen Sie den Fachbegriff für Pilzerkrankungen.

7.2 Erläutern Sie, welche Personengruppen besonders von Pilzerkrankungen betroffen sind.

7.3 Beschreiben Sie den Vermehrungsprozess von Pilzen.

7.4 Pilze bilden wie Bakterien Sporen. Erklären Sie den Unterschied dieser beiden Sporenarten.

8. Aufgabe

8.1 Erklären Sie die Besonderheit von Prionen.

8.2 Nennen Sie zwei Krankheiten, die durch Prionen ausgelöst werden.

8.3 Definieren Sie den Begriff Protozoen.

8.4 Nennen Sie zwei Protozoenerkrankungen.
-
-

Prüfungsgebiet Durchführen von Hygienemaßnahmen und Aufbereiten von Medizinprodukten

Hygienemaßnahmen durchführen – Mikrobiologie

Erläuterungen und Lösungen

7. Aufgabe

7.1 Der Fachbegriff lautet Mykosen.
Der Fachbegriff für die Krankheitserreger, also die Pilze, ist Fungi
(Einzahl: Fungus).

7.2 Mykosen treten vor allem bei Personen mit einem geschwächten Immunsystem
auf, z. B. Senioren, Säuglinge, Personen mit einer weiteren Infektionserkrankung.

7.3 Pilze vermehren sich über Zellteilung (Mitose) und Sporenbildung.
Bei der Mitose teilen sich die Zellen bei günstigen Faktoren in identische Tochter-
zellen. Sporen enthalten ähnlich wie Blumensamen einen einzelnen Chromoso-
mensatz, der sich bei guter Umgebung durch Zellteilung vermehren kann.

7.4 Der Unterschied zwischen Bakterien- und Pilzsporen liegt darin, dass sich
Bakterien nicht über Sporen vermehren. Pilze nutzen Sporen, um ihr Erbgut zu
verteilen und sich weiter auszubreiten. Bakterien hingegen nutzen die Sporenbildung, um ungünstige Lebensbedingungen zu überstehen. Die so gebildeten
Dauerformen überstehen Trockenheit, Kälte und Hitze.

8. Aufgabe

8.1 Prionen sind keine Mikroorganismen, sondern infektiöse Eiweißmoleküle ohne
Erbmaterial. Sie führen zu krankhaften Veränderungen im Zentralnervensystem.
Die üblichen Desinfektionsverfahren können sie nicht zerstören.

8.2 Bekannte Prionkrankheiten sind BSE (Bovine Spongiforme Enzephalopathie,
auch „Rinderwahnsinn") und CJD (Creutzfeldt Jakob Disease/Creutzfeldt-Jakob-
Krankheit).

Bei beiden Erkrankungen kommt es zu einer schwammartigen Zersetzung
des Gehirngewebes.

8.3 Unter Protozoen versteht man einzellige Lebewesen. Sie sind vor allem
für tropische Erkrankungen verantwortlich.

8.4 • Malaria
• in Deutschland die Toxoplasmose

Toxoplasmose ist vor allem während der Schwangerschaft bedeutsam.
Eine akute Infektion kann zu schweren Schäden beim Kind führen.
Aus diesem Grund wird bei der Schwangerschaftsvorsorge der Titer bestimmt,
um den Antikörperstatus zu bestimmen. Können keine Antikörper gegen den
Erreger der Toxoplasmose nachgewiesen werden, werden der schwangeren Frau
besondere Verhaltensweisen nahegelegt (z. B. besonderer Schutz bei der
Gartenarbeit, kein Reinigen des Katzenklos).

> **Hinweis zu Parasiten:**
>
> *Mit dem Begriff Parasiten sind Lebewesen gemeint, die auf Kosten eines
> Wirts leben und diesen schädigen. Diese Eigenschaften treffen auf alle
> Krankheitserreger zu.*
> *Gemeint sind einzellige Lebewesen (Protozoen) und mehrzellige Lebewesen
> wie Würmer (Helminthen) sowie Ektoparasiten (außerhalb des Körpers
> lebende Parasiten) wie Läuse, Milben und Flöhe, die als Parasiten bezeichnet
> werden.*
>
> *Parasiten können somit*
> • *einzellige oder mehrzellige Tiere sein;*
> • *nur mithilfe eines Wirtes überleben und sich vermehren (ekto = außerhalb
>   des Körpers oder endo = innerhalb des Körpers);*
> • *weitere Krankheitserreger übertragen.*

© Westermann Gruppe

Prüfungsgebiet Durchführen von Hygienemaßnahmen und Aufbereiten von Medizinprodukten

Hygienemaßnahmen durchführen – Infektionen und Immunisierung

Situation
Im Dentalzentrum an der Isar haben mehrere Angestellte einen grippalen Infekt. Frau Dr. Mrosek weist Sie an, vermehrt zu lüften, um weitere Infektionen zu verhindern.

1. Aufgabe

1.1 Definieren Sie den Begriff Infektion.

1.2. Unterscheiden Sie zwischen einer Infektion und einer Infektionskrankheit.

1.3 Welche Faktoren beeinflussen die Entstehung einer Infektionskrankheit? Nennen Sie diese!

1.4 Erklären Sie den Unterschied zwischen Virulenz und Pathogenität.

Fortführung der Situation
Durch das vermehrte Lüften wird vor allem der Übertragung von Krankheitserregern durch die Luft vorgebeugt. Erläutern Sie weitere Möglichkeiten der Übertragung.

2. Aufgabe

2.1 Nennen Sie den Fachbegriff für die Verunreinigung mit Mikroorganismen bei Gegenständen, Räumen und Lebensmitteln.

2.2 Damit es zu keinen weiteren Infektionen kommt, muss die Infektionskette unterbrochen werden. Erklären Sie, was unter der Infektionskette zu verstehen ist.

2.3 Nennen Sie mindestens vier Infektionsquellen in der Zahnarztpraxis.

-
-
-
-

15

Prüfungsgebiet **Durchführen von Hygienemaßnahmen und Aufbereiten von Medizinprodukten**   Hygienemaßnahmen durchführen – Infektionen und Immunisierung

Erläuterungen und Lösungen

1. Aufgabe

1.1   Unter Infektionen versteht man das Eindringen und die Vermehrung von Mikroorganismen in einen Organismus (z. B. Mensch, Tier oder Pflanze).

1.2   Die Infektion ist das Eindringen der Mikroorganismen in den Körper. Erst wenn es zu Krankheitsanzeichen (Symptomen) kommt, spricht man von einer Infektionskrankheit.

Durch die sofortige Reaktion unseres Immunsystems bleiben die meisten Infektionen symptomlos.

1.3   Die Entstehung einer Infektionskrankheit ist abhängig von

- der Fähigkeit des Erregers krank zu machen,
- der Fähigkeit des Erregers in den Organismus einzudringen,
- der Menge der Erreger,
- dem Ort, an dem sich die Erreger ansiedeln und
- den Abwehrkräften des betroffenen Körpers.

1.4   Die Virulenz gibt an, wie ansteckungsfähig der Erreger ist. Je virulenter der Erreger, desto wahrscheinlicher ist eine Infektion. Mit Pathogenität wird die Fähigkeit des Erregers bezeichnet, eine Krankheit auszulösen.

2. Aufgabe

2.1   Die Verunreinigung oder Besiedelung von Gegenständen mit Mikroorganismen heißt Kontamination.

Instrumente und Materialien, die während der Behandlung nicht benötigt werden, sind zur Nichtkontamination in Schubläden oder Schränken zu verwahren. Ziel ist es, eine Verunreinigung zu vermeiden.
Im Anschluss an die Behandlung werden alle kontaminierten Flächen dekontaminiert (Dekontamination = die Verunreinigungen werden beseitigt).

2.2   Mit dem Begriff Infektionskette wird der Weg einer Infektion von einem Organismus zum anderen bezeichnet. Sie besteht aus Infektionsquelle – Infektionsweg – Infektionsempfänger.

Um die Ausbreitung von Infektionen zu verhindern, müssen Infektionsquellen und -wege ausfindig gemacht und beseitigt werden.
Die Kette symbolisiert dabei, dass es sich ohne Unterbrechung um einen fortlaufenden Prozess handelt.

2.3

Infektionsquellen	Beispiele
Personen	• Hände des Praxisteams • Infektionen von Patientinnen bzw. Patienten/des Praxisteams • Atemluft und Speichel • Sprühnebel
Kleidung	• Kontaminierte Praxiskleidung • lange Ärmel
benutzte Geräte und Instrumente	• Scharfer Löffel nach Kontakt mit Blut • und Eiter
Fußböden und Wände	• Verunreinigung durch Straßenschuhe • schlecht zu reinigende Ecken
Toiletten	• Handtücher • berühren der Sanitätsausstattung
Abfälle	• benutzte Einmalartikel wie Masken, Watterollen, Speichelsauger

© Westermann Gruppe

Prüfungsgebiet Durchführen von Hygienemaßnahmen und Aufbereiten von Medizinprodukten — Hygienemaßnahmen durchführen – Infektionen und Immunisierung

> **Situation**
> Mikroorganismen können auf unterschiedlichen Wegen übertragen werden. Unterscheiden Sie die verschiedenen Infektionswege.

3. Aufgabe

3.1 Nennen Sie die Eintrittspforten für Krankheitserreger.

3.2 Nennen Sie die vier Hauptübertragungswege.

-
-
-
-

3.3 Unterscheiden Sie zwischen direkter und indirekter Übertragung.

direkte Übertragung	indirekte Übertragung
Beispiel:	Beispiel:

> **Fortführung der Situation**
> Nach der Behandlung eines Abszesses verletzt sich die ZFA Ilayda an einem der benutzten Instrumente. Einige Tage später bildet sich an der Einstichstelle eine eitrige Entzündung.

4. Aufgabe

4.1 Ordnen Sie die Situation den einzelnen Gliedern der Infektionskette zu.

Infektionsquelle	Infektionsweg	Infektionsempfänger

4.2 Nennen Sie den vorliegenden Infektionsweg.

4.3 Geben Sie den Fachbegriff für die Zeit zwischen der Verletzung und dem Auftreten der Entzündung an.

4.4 Beschreiben Sie, welche Maßnahmen Ilayda nach der Verletzung ergreifen muss.

Prüfungsgebiet **Durchführen von Hygienemaßnahmen und Aufbereiten von Medizinprodukten** Hygienemaßnahmen durchführen – Infektionen und Immunisierung

Erläuterungen und Lösungen

3. Aufgabe

3.1 Krankheitserreger können über alle Körperöffnungen, sowie die Haut und Schleimhaut in den Organismus gelangen, also über

- die Augen,
- den Nasen-Rachen-Raum (Luftwege),
- den Magen-Darm-Trakt,
- Hautverletzungen und -poren,
- die Harnwege.

Die meisten Erreger werden durch die unspezifische Abwehr unschädlich gemacht. Zur unspezifischen Abwehr gehören z. B. der Säureschutzmantel der Haut und der saure pH-Wert im Magen.

3.2 Die vier Hauptübertragungswege sind:

- Tröpfcheninfektionen (durch kleine erregerhaltige Tröpfchen, z. B. beim Niesen)
- Schmierinfektionen (Übertragung von Erregern durch Verschmieren)
- Wasser- und Nahrungsmittelinfektionen (Übertragung von Erregern durch Wasser oder Lebensmittel)
- Perkutane Infektionen (Übertragung von Erregern durch die Haut)

3.3

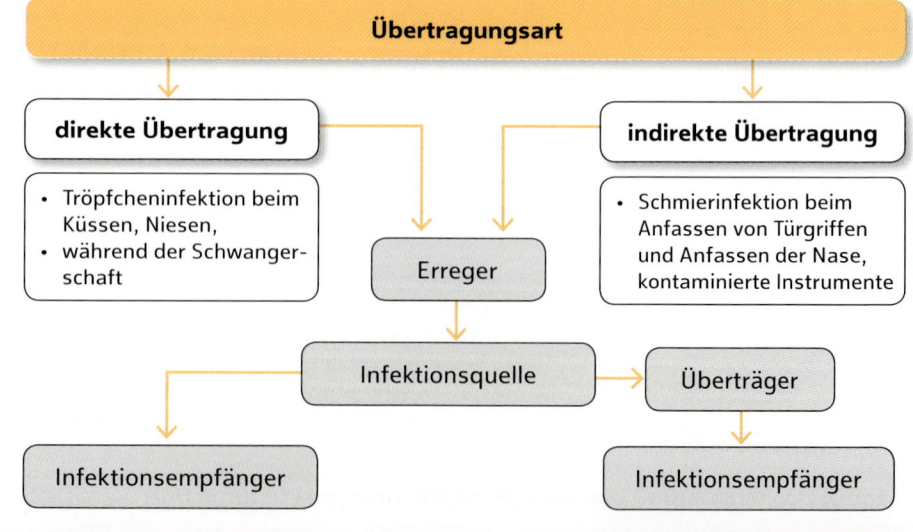

4. Aufgabe

4.1

Infektionsquelle	Infektionsweg	Infektionsempfänger
Patient mit Abszess	Infektion durch kontaminiertes Instrument	ZFA Nina

4.2 Hier liegt eine Schmierinfektion vor (indirekte Übertragung).

4.3 Inkubationszeit = Die Zeit zwischen der Ansteckung und dem Auftreten von Krankheitszeichen (Symptomen).

4.4 Nina muss zwei Dinge berücksichtigen:

- Postexpositionsprophylaxe
- Unfallmeldung

Postexpositionsprophylaxe (PEP): Sie findet immer dann Anwendung, wenn es zu einem Kontakt mit einem möglicherweise infektiösen Material kam. Da nie ausgeschlossen werden kann, dass Patientinnen oder Patienten infiziert sind, muss jede Verletzung als risikoreicher Kontakt eingestuft werden.

Sofortmaßnahme:

- Wunde bluten lassen und unter fließendem Wasser spülen
- Wunde mit Desinfektionsmittel spülen
- Inspektion, Weiterbehandlung durch Durchgangsarzt (D-Arzt)

Unfallmeldung: Jede Verletzung wird im Verbandbuch dokumentiert.

Folgende Punkte müssen notiert werden:

- Datum und Uhrzeit des Unfalls
- Zeugen
- Tätigkeit, die zur Verletzung führte
- Art der Verletzung
- Anamnese der Patientin bzw. des Patienten/der oder des Verletzten (Impfungen vorhanden?)
- Nennen der Sofortmaßnahmen

Prüfungsgebiet Durchführen von Hygienemaßnahmen und Aufbereiten von Medizinprodukten — Hygienemaßnahmen durchführen – Infektionen und Immunisierung

> **Situation**
> In der Zahnarztpraxis und auch im Alltag sind Sie ständig von Krankheitserregern umgeben. Erläutern Sie, warum nicht jeder Kontakt zu einer Erkrankung führt.

5. Aufgabe

5.1 Nennen Sie die zwei Abwehrsysteme des menschlichen Körpers.

- _____
- _____

5.2 Ordnen Sie die folgenden Merkmale der unspezifischen (1) und spezifischen (2) Abwehr zu.

Merkmale	Abwehrsystem
agiert mithilfe von Fresszellen (Phagozyten) wie beispielsweise Monozyten, neutrophile Granulozyten	☐ ☐
Bildung von Gedächtniszellen	☐ ☐
richtet sich gegen einzelne Krankheitserreger	☐ ☐
hierzu zählen die Haut und Schleimhäute	☐ ☐
Grundlage für Impfungen	☐ ☐
bilden die erste Abwehrfront gegen Krankheitserreger	☐ ☐
gehören zu den Abwehrstoffen Lysozym und Interferon	☐ ☐
agiert nach dem Schlüssel-Schloss-Prinzip	☐ ☐
Es gibt eine humorale und eine zelluläre Abwehr.	☐ ☐

5.3 Nennen Sie drei Möglichkeiten der Immunisierung.

> **Situation**
> Unser Blut ist sowohl für die spezifische als auch für die unspezifische Abwehr von Bedeutung. Gehen Sie auf diesen Aspekt genauer ein.

6. Aufgabe

6.1 Ordnen Sie die folgenden Aufgaben den Blutzellen zu:
Erythrozyten (1), Leukozyten (2), Thrombozyten (3)

Aufgabe	Blutzelle
Sauerstofftransport	☐
Blutgerinnung	☐
Abwehrfunktion	☐
Transport von Kohlenstoffdioxid	☐

6.2 Erklären Sie, wie das Blut an der Abwehrfunktion beteiligt ist.

Prüfungsgebiet **Durchführen von Hygienemaßnahmen und Aufbereiten von Medizinprodukten** Hygienemaßnahmen durchführen – Infektionen und Immunisierung

Erläuterungen und Lösungen

5. Aufgabe

5.1 Unterschieden werden das unspezifische und spezifische Abwehrsystem.

5.2 **Merkmale**   **Abwehrsystem**

agiert mithilfe von Fresszellen (Phagozyten) wie
beispielsweise Monozyten, neutrophile Granulozyten   [1] [   ]

Bildung von Gedächtniszellen   [   ] [2]

richtet sich gegen einzelne Krankheitserreger   [   ] [2]

hierzu zählen die Haut und Schleimhäute   [1] [   ]

Grundlage für Impfungen   [   ] [2]

bilden die erste Abwehrfront gegen Krankheitserreger   [1] [   ]

gehören zu den Abwehrstoffen Lysozym und Interferon   [1] [   ]

agiert nach dem Schlüssel-Schloss-Prinzip   [   ] [2]

Es gibt eine humorale und eine zelluläre Abwehr.   [1] [2]

Abwehrsystem	unspezifische Abwehr	spezifische Abwehr
humoral	in den Körperflüssig-keiten gelöste Abwehr-stoffe wie Lysozym und Interferon	B-Zellen
zellulär	Fresszellen (Phagozy-ten-Phagozyten)	T-Lymphozyten, B-Lymphozyten

5.3 Eine Immunisierung ist auf drei Wegen möglich:

- angeborene Immunität
- Immunisierung durch Infektion und Erkrankung mit einem Krankheitserreger (Bildung von Gedächtniszellen)
- aktive Immunisierung mit abgeschwächten bzw. abgetöteten Krankheits-erregern durch Impfung

6. Aufgabe

6.1 Lösung: 1, 3, 2, 1

6.2 Das Blut wirkt auf zwei Wegen an der Immunabwehr mit. Zum einen durch Phagozytose und zum anderen durch Antikörperbildung.

Phagozytose = Umschließen von Mikroorganismen oder Partikeln zum Abtransport

Antikörper = Proteine, die speziell auf einen Krankheitserreger (Antigen) passen und diesen unschädlich machen

Prüfungsgebiet Durchführen von Hygienemaßnahmen und Aufbereiten von Medizinprodukten

Hygienemaßnahmen durchführen – Infektionen und Immunisierung

Situation
Die Krankheitswelle im Dentalzentrum an der Isar. Aben und Braun ebbt nicht ab. Mariana fühlt sich auch schon etwas kränklich. Ist das der Start in die Krankheit? Erläutern Sie den Ablauf einer Infektionskrankheit.

7. Aufgabe

7.1 Bringen Sie den Ablauf einer Infektionskrankheit in die richtige Reihenfolge (1–5).

Phase

Rekonvaleszenz ☐

Inkubation ☐

Prodromalstadium ☐

Infektion ☐

Symptomatisches Stadium ☐

7.2 Übersetzen Sie folgende Begriffe:

Fachbegriff	Erklärung
Symptom	
Rekonvaleszenz	
Antikörper	
Antigene	

Situation
Neben der jährlichen Grippewelle gibt es einige weitere berufsrelevante Viruserkrankungen. Gehen Sie auf diese näher ein.

8. Aufgabe

8.1 Nennen Sie **drei** berufsrelevante Viruserkrankungen.

-
-
-

8.2 Definieren Sie den Begriff Hepatitis.

8.3 Nennen Sie kurz die verschiedenen Formen von Hepatitis.

8.4 Nennen Sie die **vier** Hauptsymptome einer Erkrankung an Hepatitis.

-
-
-
-

8.5 Nennen Sie **vier** mögliche Ursachen einer Hepatitis.

-
-
-
-

Prüfungsgebiet **Durchführen von Hygienemaßnahmen und Aufbereiten von Medizinprodukten**

Hygienemaßnahmen durchführen – Infektionen und Immunisierung

Erläuterungen und Lösungen

7. Aufgabe

7.1   Lösung: 5, 2, 3, 1, 4

7.2   **Fachbegriff**   **Erklärung**

Symptom   Anzeichen einer Krankheit

Rekonvaleszenz   Genesungszeit (Re = zurück zum ursprünglichen Zustand)

Antikörper   Bestandteil der spezifischen Abwehr, bekämpfen die Krankheitserreger

Antigene   Krankheitserreger

8. Aufgabe

8.1   • Hepatitis B, C
       • AIDS
       • Lippenherpes
       • Virusgrippe

8.2   Hepatitis ist eine Entzündung der Leber (hepar gr. = Leber).

8.3   Unterschieden wird in Hepatitis A–G. In Deutschland sind bisher nur die Formen Hepatitis A, B und C von Bedeutung.

8.4   Die Hauptsymptome sind:
       • Gelbsucht (Ikterus)
       • dunkel gefärbter Urin
       • heller Stuhl
       • vergrößerte Leber

8.5   Mögliche Ursachen einer Hepatitis sind:
       • Virusinfektion (Hepatitis-Viren)
       • Hepatitis im Zusammenhang mit weiteren Infektionen
       • Medikamente
       • Alkohol
       • Stauung der Galle
       • Folge von anderen Lebererkrankungen

Circa 90 % der Hepatitis-Erkrankungen sind auf die Infektion mit einem Virus zurückzuführen.

Eine Virusübertragung ist in der Zahnarztpraxis vor allem durch Stichverletzungen, Schnittverletzungen und dem Eindringen von Viren durch die Augen oder den Mund möglich.

Zu den Präventionsmaßnahmen zählen das Tragen von Schutzkleidung, sorgfältiges Betreiben von Praxishygiene, konsequente Berücksichtigung der UVV (kein Recapping!) und Nutzen der empfohlenen Impfungen.

Nobelpreis für Medizin 2020

Die Entdeckung des Hepatitis-C-Virus

Die **Krankheit Hepatitis** ist eine Entzündung der Leber.

Ursache
u. a. Hepatitis Viren

Das Hepatitis-C-Virus verursacht häufig eine **chronische Hepatitis**.

Lunge   Herz

Leber   Magen

Darm

Übertragung
hauptsächlich durch Blut

Infizierte
mehr als 70 Millionen weltweit

mögliche Folgen
Leberzirrhose und -krebs

Todesfälle
rund 400 000 jährlich

Preisträger

Harvey J. Alter   *USA*
entdeckte einen bisher unbekannten Hepatitis-Virustyp als mögliche Ursache vieler chronischer Fälle.

Michael Houghton   *Großbritannien*
identifizierte und benannte das Hepatitis-C-Virus.

Charles M. Rice   *USA*
bewies letztlich, dass das Virus die bis dahin ungeklärten chronischen Fälle verursachte.

Dank ihrer Entdeckungen kann die vom Virus verursachte Erkrankung behandelt werden.

Quelle: Nobelkomitee, Weltgesundheitsorganisation (WHO)

© Globus 14236

Prüfungsgebiet Durchführen von Hygienemaßnahmen und Aufbereiten von Medizinprodukten   Hygienemaßnahmen durchführen – Infektionen und Immunisierung

Situation
90 % der Hepatitis-Erkrankungen lassen sich auf Virusinfektionen zurückführen. Das Infektionsrisiko ist für das Praxispersonal besonders hoch. Stellen Sie das Krankheitsbild umfassend dar.

9. Aufgabe

9.1 Erklären Sie, wodurch es zu einer Infektion mit Hepatitis B kommen kann.

9.2 Erläutern Sie, warum das Praxispersonal besonders gefährdet ist, an Hepatitis B oder AIDS zu erkranken.

9.3 Unterscheiden Sie zwischen Hepatitis B und Hepatitis C. Gehen Sie dabei auch auf die Inkubationszeit ein.

9.4 Welche Aussagen zur Hepatitis B sind richtig?

1. Eine Hepatitis-B-Infektion heilt in 90 % der Fälle folgenlos ab.
2. Die Hepatitis B kann mit Antibiotika erfolgreich behandelt werden.
3. Die Hepatitis B wird meistens chronisch.
4. Eine Impfung gegen Hepatitis B-Viren ist möglich.
5. Die meisten Hepatitis-B-Verläufe sind asymptomatisch.

Fortführung der Situation
Eine weitere bedeutsame Viruserkrankung ist AIDS. Wie wird es übertragen und welche Möglichkeiten der Prävention gibt es?

10. Aufgabe

10.1 Unterscheiden Sie zwischen HIV und AIDS.

10.2 Nennen Sie mögliche Übertragungswege für HIV.

Prüfungsgebiet Durchführen von Hygienemaßnahmen und Aufbereiten von Medizinprodukten

Hygienemaßnahmen durchführen – Infektionen und Immunisierung

Erläuterungen und Lösungen

9. Aufgabe

9.1 Das Hepatitis-B-Virus (HBV) wird über Blut, Speichel, Samenflüssigkeit bzw. Vaginalsekret, also Körpersekrete, übertragen. Eine Infektionsgefahr besteht somit bei Bluttransfusionen, verunreinigten Kanülen und Geschlechtsverkehr. Zudem ist eine Ansteckung perinatal möglich, also während der Schwangerschaft durch die infizierte Mutter.

9.2 Das Praxispersonal kommt häufig mit Patientenblut in Kontakt. Beim Aufräumen des Behandlungszimmers kann es zu Verletzungen und Infektion kommen.

9.3

Vergleichskriterien	Hepatitis B (HBV)	Hepatitis C (HCV)
Übertragungsweg	direkt über Körpersekrete	direkt über Körpersekrete
Inkubationszeit	1–6 Monate	2–10 Wochen
Krankheitsverlauf	circa 10 % verlaufen chronisch, der Rest heilt aus.	über die Hälfte verläuft chronisch

9.4 Lösung: 1, 4, 5

10 Aufgabe

10.1 HIV ist das Human Immunodeficiency Virus.

Es kann durch Körpersekrete, wie z. B. Blut und Samenflüssigkeit, übertragen werden. Im Vergleich zum HBV ist die Viruslast deutlich geringer, d. h. dass die Gefahr einer Infektion mit HBV deutlich höher ist als mit HIV.

AIDS ist ein erworbenes Immundefektsyndrom, dass durch die Infektion mit dem HIV-Virus entsteht.

Die HIV-Viren zerstören vor allem die Zellen des Immunsystems, die für die spezifische Abwehr von Krankheitserregern verantwortlich sind. Mit Fortschreiten der Krankheit wird die körpereigene Abwehr immer weiter geschwächt. Infektionen, die für gesunde Personen unproblematisch sind, können im fortgeschrittenen Stadium zu lebensbedrohlichen Erkrankungen führen. Während der gesamten Zeit gilt der oder die Betroffene als infektiös und kann die Krankheit weiterverbreiten. AIDS ist unheilbar, die Lebenserwartung kann durch Medikamente verlängert werden.

10.2 Besonders virushaltig sind Blut und Sperma, daher wird die Krankheit vor allem folgendermaßen übertragen:

- Geschlechtsverkehr (auch Analverkehr)
- Bluttransfusionen
- kontaminierte Kanülen und Spritzen
- Parenteral während der Schwangerschaft oder Geburt sowie beim Stillen (infizierte Mutter auf das Kind)

Eine Infektion mit HIV ist im Alltag nicht möglich, d. h., Hände schütteln, Niesen, Husten und Umarmungen stellen kein Risiko dar.

© Westermann Gruppe

Prüfungsgebiet Durchführen von Hygienemaßnahmen und Aufbereiten von Medizinprodukten — Hygienemaßnahmen durchführen – Infektionen und Immunisierung

Situation
Im Dentalzentrum an der Isar wird sehr auf die Einhaltung der gesetzlichen Vorgaben wie Unfallverhütungsvorschriften (UVV) und Infektionsschutzgesetz (IfSG) geachtet. Dennoch kommt es gelegentlich zu Unfällen. Erläutern Sie die Maßnahmen der Postexpositionsprophylaxe (PEP).

11. Aufgabe

11.1 Definieren Sie den Begriff Postexpositionsprophylaxe.

11.2 Erläutern Sie die Maßnahmen der Postexpositionsprophylaxe (PEP).

Riskanter Kontakt	Zu ergreifende Maßnahmen
Stich- und Schnittverletzungen	
Kontamination mit unverletzter Haut	
Kontamination der Augen	
Aufnahme kontaminierten Materials in die Mundhöhle	

11.3 Nennen Sie Möglichkeiten einer Verletzung, durch kontaminierte Instrumente, vorzubeugen.

11.4 Benennen Sie die Bestandteile der Unfalldokumentation.

Fortführung der Situation
Um das Praxisteam vor Infektionskrankheiten zu schützen, informiert Frau Dr. Mrosek neue Teammitglieder über mögliche Schutzimpfungen.

11.5 Erklären Sie, welche Schutzimpfung von der BGW empfohlen wird.

11.6 Erläutern Sie, wie die Kostenübernahme der empfohlenen Schutzimpfung geregelt ist.

25

Prüfungsgebiet Durchführen von Hygienemaßnahmen und Aufbereiten von Medizinprodukten — Hygienemaßnahmen durchführen – Infektionen und Immunisierung

Erläuterungen und Lösungen

11. Aufgabe

1.1 Unter Postexpositionsprophylaxe versteht man die Vorbeugung einer Infektion, nachdem es zu einem direkten Kontakt mit erregerhaltigem Material oder Substanzen gekommen ist.
Der Begriff setzt sich aus den Wortsilben Post – Exposition(s) – Prophylaxe zusammen. Wörtlich übersetzt: nach – Kontakt/Ausgesetztsein – Vorbeugung. Hierzu zählen alle Maßnahmen, die ergriffen werden, um das Eindringen der Erreger in den Organismus aufzuhalten bzw. zu vermeiden.
Weitere Informationen finden Sie unter *https://daignet.de/media/filer_public/ f8/33/f8330431-8b4d-4dce-9db5-96273b332781/055-004l_s2k_medikamentoe- se-postexpositionsprophylaxe-pep-nach-hiv-exposition_2022-04.pdf*

11.2 Für alle Vorfälle gilt: Dokumentation im Verbandbuch!

Riskanter Kontakt	Zu ergreifende Maßnahmen
Stich- und Schnittverletzungen	– Wunde bluten lassen – Wunde spülen und antiseptisch behandeln – Betrachten der Wunde – Betrachten des Verletzungsgegenstandes – D-Arzt konsultieren
Kontamination mit unverletzter Haut	– kontaminierte Haut mit Desinfektionsmittel reinigen und desinfizieren
Kontamination der Augen	– Augen sofort mit einem geeigneten Desinfektionsmittel spülen – leichter geht die Spülung mithilfe einer Augenglasflasche.
Aufnahme kontaminierten Materials in die Mundhöhle	– Material vollständig ausspucken und mit geeignetem Desinfektionsmittel spülen (z. B. Chlorhexidin)

11.3 Verwendung von geeigneten Abwurfbehältern für Kanülen, Skalpelle. Kein Recapping von Kanülen, Impfung gegen Hepatitis-B

Es gibt Ständer, in denen der Deckel der Kanüle eingelegt und mit einer Hand die Kanüle eingeführt werden kann. Das erleichtert es, die Kanüle vom Spritzensystem abzudrehen.

11.4 Die Unfalldokumentation im Verbandbuch umfasst:

- Datum und Uhrzeit des Unfalls
- Zeugen
- Tätigkeit, die zur Verletzung führte
- Art der Verletzung
- Anamnese der Patientinnen und Patienten bzw. der Verletzten (Impfungen vorhanden?)
- Nennen der Sofortmaßnahmen

Beispielhafte Abbildung eines Verbandbuches

Angaben zur Person
☐ Frau ☐ Herr ☐ Divers
Name der verletzten/erkrankten Person — Erreichbar unter Tel.-Nr./E-Mail
Arbeitsbereich/Tätigkeit — Berufsgruppe

Angaben zum Unfall/zur Erkrankung
Datum/Uhrzeit
Ort des Unfalls
Hergang (Ablauf mit Hinweisen zur Unfall- bzw. Verletzungsursache)
Art und Umfang der Verletzung/Erkrankung
Name der Zeugin/des Zeugen

Erste-Hilfe-Leistungen/Behandlung
Art und Weise der Erste-Hilfe-Maßnahme
Name der Ersthelferin/des Ersthelfers — Datum/Uhrzeit
Durchgangsärztin/-arzt wird/wurde aufgesucht ja ☐ nein ☐

Verbandbuch — Jahr

Nr.	Datum und Uhrzeit des Unfalls	Name der verletzten/erkrankten Person	Ort/Unternehmensteil	Unfallhergang	Art und Umfang der Verletzung/Erkrankung	Name der Zeugen	Uhrzeit, Art und Weise der Erste-Hilfe-Maßnahme	Name der Ersthelferin/des Ersthelfers

11.5 Die BGW berät und empfiehlt eine Impfung bei impfpräventablen Erkrankungen. Für die Beschäftigten im Gesundheitsbereich ist das die Hepatitis-B-Impfung.

Die Hepatitis-B-Impfung erfolgt präventiv als Aktivimpfung. Der Erfolg der Impfung wird überprüft, indem die Höhe der Antikörper gemessen werden (Impftiterbestimmung).

11.6 Die Impfung gegen Hepatitis B ist freiwillig. Die Arbeitgeberin bzw. der Arbeitgeber ist verpflichtet, den Beschäftigten eine kostenlose Impfung zu ermöglichen.

© Westermann Gruppe

Prüfungsgebiet Durchführen von Hygienemaßnahmen und Aufbereiten von Medizinprodukten — Hygienemaßnahmen durchführen – Infektionen und Immunisierung

Situation
In den Nachrichten haben Sie gehört, dass eine Grippewelle auf die Bevölkerung zukommt und man über eine mögliche Impfung nachdenken sollte.

12. Aufgabe

12.1 Ordnen Sie in diesem Zusammenhang die folgenden Begriffe zu.

Zeitspanne zwischen Infektion mit Krankheitserregern und Ausbruch einer Krankheit ☐

Zustand vollständigen geistigen, körperlichen und sozialen Wohlbefindens ☐

Eindringen und Vermehren von Krankheitserregern im menschlichen Organismus ☐

Widerstandsfähigkeit des Organismus gegenüber krankmachenden Mikroorganismen ☐

Zusammenleben von Menschen und Mikroorganismen zum gegenseitigen Nutzen ☐

1 Gesundheit
2 Infektion
3 Immunität
4 Symbiose
5 Inkubationszeit

12.2 Nennen Sie das Ziel von Impfungen.

12.3 Nennen Sie die verschiedenen Arten von Impfungen.

12.4 Ergänzen Sie die Tabelle zur aktiven und passiven Immunisierung.

Art der Impfung	aktive Impfung	passive Impfung
Impfstoff		
Beginn des Schutzes		
Dauer der Wirkung		

12.5 Bei Verdacht auf eine Tetanusinfektion wird eine Simultanimpfung durchgeführt. Erklären Sie die Besonderheit dieser Impfung.

Prüfungsgebiet Durchführen von Hygienemaßnahmen und Aufbereiten von Medizinprodukten Hygienemaßnahmen durchführen – Infektionen und Immunisierung

Erläuterungen und Lösungen

12. Aufgabe

12.1 2, 3, 4, 5, 1

12.2 Das Ziel von Impfungen ist die Vorbeugung/Verhinderung von Infektionskrankheiten.

12.3 Unterschieden werden folgende Arten von Impfungen:
- Aktivimpfung
- Passivimpfung
- Simultanimpfung
- Mehrfachimpfungen

Die Grundformen von Impfungen sind die Aktiv- und Passivimpfung. Bei der Simultanimpfung erfolgt die Kombination dieser beiden Impfarten, um die jeweiligen Vorteile miteinander zu verbinden (sofortiger Schutz und Aufbau von Antikörpern).
Die Mehrfachimpfung enthält einen Impfstoff, der gleich gegen mehrere Krankheiten die Bildung von Antikörpern anregt. Kombinationsimpfstoffe gibt es beispielsweise gegen MMR (Masern-Röteln-Mumps).

12.4

Art der Impfung	aktive Impfung	passive Impfung
Impfstoff	abgeschwächte oder abgetötete Krankheitserreger (Antigene) in für den Körper unschädlicher Form	Antikörper gegen eine bestimmte Erkrankung
Beginn des Schutzes	nach mehreren Wochen, da der Organismus die Antikörper aktiv bilden muss	sofortiger Schutz
Dauer der Wirkung	Jahre- bis lebenslang	wenige Wochen

Die Grundlage für die Impfungen ist unser spezifisches Abwehrsystem. Durch die aktive Impfung werden ebenfalls T-Gedächtniszellen gebildet, die bei einem Kontakt mit dem Erreger aktiv werden und eine schnelle Produktion von Antikörpern ermöglichen.
Die bei der passiven Impfung injizierten Antikörper sind bereits die benötigten Abwehrstoffe und können mit den Antigenen direkt einen Antigen-Antikörper-Komplex eingehen und diese unschädlich machen. Die Antikörper sind nach einigen Wochen abgebaut.

12.5 Beim Verdacht auf eine Tetanusinfektion erfolgt eine Simultanimpfung zur Postexpositionsprophylaxe. Sie soll verhindern, dass der Erreger sich im Körper vermehren kann. Die Simultanimpfung ist die Kombination aus aktiver und passiver Impfung und enthält somit Antikörper gegen die Erreger und abgeschwächte bzw. abgetötete Krankheitserreger, um einen langen Immunschutz aufzubauen. Die Simultanimpfung verbindet somit die Vorteile der aktiven und passiven Impfung miteinander.

Tetanus wird durch Bakterien verursacht, die sich in der Erde oder im Kot von Tieren befinden können. Bei fehlendem Infektionsschutz ist eine Postexpositionsprophylaxe unverzüglich durchzuführen. Bleibt die Infektion unbehandelt, führt sie häufig zum Tod.

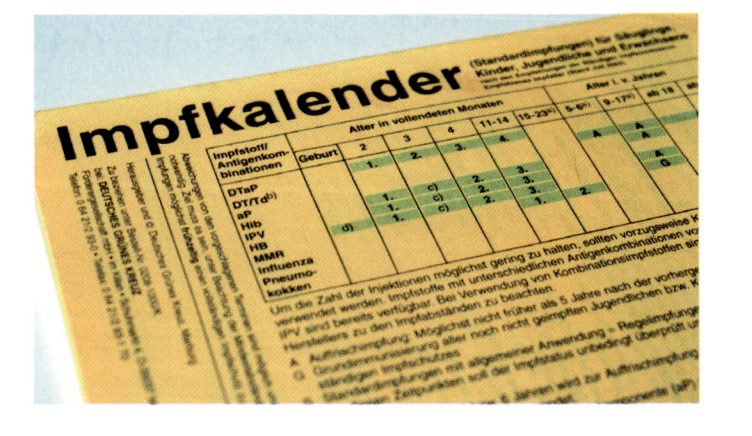

© Westermann Gruppe

Prüfungsgebiet Durchführen von Hygienemaßnahmen und Aufbereiten von Medizinprodukten

Hygienemaßnahmen durchführen – Infektionen und Immunisierung

Situation
In der Anmeldung vom Dentalzentrum an der Isar hängt ein Merkblatt zum Infektionsschutzgesetz. Erläutern Sie dessen Bedeutung für die zahnärztliche Praxis.

13. Aufgabe

13.1 Erklären Sie, was mit Meldepflicht nach dem Infektionsschutzgesetz (IfSG) gemeint ist.

13.2 Erläutern Sie, warum es eine Meldepflicht für bestimmte Krankheiten gibt.

13.3 Nennen Sie die **drei** Gruppen, die zu einer Meldung verpflichtet sind.

13.4 Beschreiben Sie den Meldeprozess.

13.5 Unterscheiden Sie zwischen namentlicher und nicht namentlicher Meldepflicht und geben Sie jeweils ein Beispiel an.

13.6 Erklären Sie, warum manche Erkrankungen, wie z. B. AIDS, nicht namentlich meldepflichtig sind.

Prüfungsgebiet Durchführen von Hygienemaßnahmen und Aufbereiten von Medizinprodukten

Hygienemaßnahmen durchführen – Infektionen und Immunisierung

Erläuterungen und Lösungen

13. Aufgabe

13.1 Das IfSG = Infektionsschutzgesetz legt fest, welche Erkrankungen dem zuständigen Gesundheitsamt gemeldet werden müssen.

13.2 Die Meldepflicht wurde eingeführt, um eine weitere Verbreitung der Krankheiten zu verhindern und die Infektionszahlen zu kontrollieren.
Während der Coronapandemie konnten so Infektionsketten ermittelt und unterbrochen werden. Das Unterbrechen von Infektionsketten führt zur Eindämmung von Infektionskrankheiten.

13.3 Zur Meldung verpflichtet sind:

- die behandelnde (Zahn-)Ärztin bzw. der behandelnde (Zahn-)Arzt, bei Verdacht oder Diagnose
- die Tierärztin bzw. der Tierarzt, bei Verdacht auf Tollwut
- das Labor, bei Erregernachweisen
- Mitarbeiterinnen und Mitarbeiter in Gesundheits- und Pflegeberufen, z. B. ZFA, MFA (als Ersatz für das ärztliche Personal)

13.4 Die Meldung muss nach Bekanntwerden innerhalb von 24 Stunden dem zuständigen Gesundheitsamt zugehen. Dafür gibt es einheitliche Meldebögen, die per Fax, E-Mail oder Telefon weitergeleitet werden.
Die Meldepflicht entfällt, wenn die meldepflichtige Person einen Nachweis darüber hat, dass bereits eine Meldung erfolgt ist. Hat das Labor beispielsweise eine Meldung vorgenommen, ist die behandelnde Ärztin bzw. der behandelnde Arzt von der Meldung befreit.

13.5 Namentliche Meldungen erfolgen bei Erkrankung und zum Teil auch bei Krankheitsverdacht und Tod bei Infektionskrankheiten. Hierzu zählen Erkrankungen wie Poliomyelitis, Tollwut, Infektionen mit dem Masernvirus, Hepatitisviren und Salmonella.
Das Gesundheitsamt nimmt in diesen Fällen mit den Betroffenen Kontakt auf und wird geeignete Maßnahmen ergreifen, um die Infektionskette zu unterbrechen.

Nichtnamentliche Meldungen erfolgen bei Infektionen oder Erkrankungen wie beispielsweise Syphilis, HIV oder Toxoplasmose. Hier erhält das zuständige Gesundheitsamt eine Information über den Nachweis, kann diesen aber keiner bestimmten Person zuordnen. Eine Kontaktaufnahme mit Betroffenen ist somit nicht möglich.

13.6 Das Infektionsschutzgesetz wurde zum Schutz der Bevölkerung vor Infektionskrankheiten eingeführt. Ziel ist es, Infektionen frühzeitig zu erkennen und eine weitere Verbreitung unter der Bevölkerung zu vermeiden. Hierzu werden Maßnahmen wie Quarantäne und Hygieneschulungen veranlasst.
Eine HIV-Infektion lässt sich durch diese Maßnahmen nicht verhindern.
Daher stehen die Persönlichkeitsrechte der Individuen über dem Gemeinwohl.

HIV-Infizierte werden oftmals diskriminiert und stigmatisiert, da es in der Bevölkerung nach wie vor große Unsicherheit gibt, wie das Virus in den Körper gelangt. Hier setzen Aufklärungskampagnen, wie beispielsweise der Deutschen Aidshilfe, an. Sie stärken einerseits die HIV-Infizierten und ermutigen zum offenen Umgang mit der Infektion. Andererseits klären sie die Bevölkerung über Infektionswege und geeignete Schutzmaßnahmen auf.

© Westermann Gruppe

Prüfungsgebiet Durchführen von Hygienemaßnahmen und Aufbereiten von Medizinprodukten

Hygienemaßnahmen durchführen – Behandlungsplatzvorbereitung

Situation
Sie starten nach einem langen Wochenende am Montag wieder in die neue Arbeitswoche im Dentalzentrum. Es warten eine Menge Aufgaben auf Sie.

Situation zur 2. und 3. Aufgabe
Sie sollen nun den Behandlungsplatz für die erste Patientin an diesem Tag vorbereiten.

1. Aufgabe

1.1 Bevor Sie im Behandlungszimmer tätig werden, sollten Sie Ihre persönliche Hygiene überprüfen. Nennen Sie jeweils zwei Merkmale, die für die jeweiligen Hygienebereiche wichtig sind.

Hygienebereich	Merkmale
Körperhygiene	
Händehygiene	
Arbeitskleidung	
persönliche Schutzausrüstung	

1.2 Warum ist die Einhaltung der persönlichen Hygienemaßnahmen in der Praxis so essenziell?

2. Aufgabe

Welche Maßnahmen sind hinsichtlich der Oberflächen und der wasserführenden Systeme zusätzlich nötig?

3. Aufgabe

Chemische Desinfektionsmittel werden nach verschiedenen Wirkungsspektren unterschieden. Welche sind das?

Fortführung der Situation
Am Morgen muss die Desinfektionslösung für den Tag neu angesetzt werden.
Ihre Auszubildende Mariana möchte gerne Folgendes von Ihnen wissen:

4. Aufgabe

Sie sollen nun 3 Liter einer 0,5-prozentigen Desinfektionslösung ansetzen. Wie viel Wasser und wie viel Konzentrat benötigen Sie?

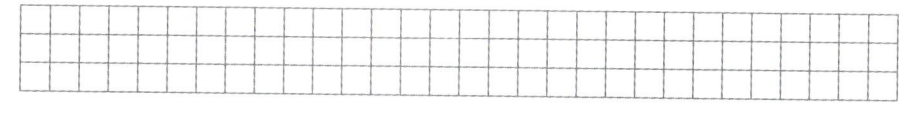

Prüfungsgebiet Durchführen von Hygienemaßnahmen und Aufbereiten von Medizinprodukten — Hygienemaßnahmen durchführen – Behandlungsplatzvorbereitung

Erläuterungen und Lösungen

1. Aufgabe

1.1 In den Empfehlungen des RKI (Robert-Koch-Institut) und Vorschriften der Berufsgenossenschaften finden wir verschiedenen Vorgaben zur persönlichen Hygiene:

Hygienebereich	Merkmale
Körperhygiene	• regelmäßige Reinigung des Körpers • Haare während der Dienstzeit zusammenbinden. In hygienischen Risikobereichen, z. B. OP, das Kopfhaar komplett bedecken
Händehygiene	Bei Tätigkeiten, die eine hygienische Händedesinfektion erfordern, dürfen an Händen und Unterarmen z. B. keine Schmuckstücke, • Ringe, einschließlich Eheringe, • Armbanduhren, • Piercings, • künstlichen Fingernägel, • sogenannte Freundschaftsbänder getragen werden. Fingernägel sind kurz und rund geschnitten zu tragen und sollen die Fingerkuppe nicht überragen. TRBA 250
Arbeitskleidung	Arbeitskleidung überdeckt private Kleidung und dient dem einheitlichen Erscheinungsbild.
persönliche Schutzausrüstung	• Schutzbrille • Schutzmaske • Schutzhandschuhe • Schutzkittel

1.2 Damit die Infektion in der Praxis verhindert wird, müssen Infektionswege unterbrochen werden. Dies gelingt u. a. durch die Einhaltung der Händehygiene. Eine korrekte Händedesinfektion ist aber laut TRBA (Technische Regeln für Biologische Arbeitsstoffe) nur auf gereinigter und intakter Hautoberfläche möglich.

Auch für den Eigenschutz ist die Vermeidung der Eigengefährdung wichtig. Somit sollten z. B. lange Haare zusammengebunden und hochgesteckt werden. So kann eine Verletzung durch rotierende Instrumente in Kombination mit Haaren vermieden werden.

2. Aufgabe

Nach dem Wochenende sollten die Oberflächen im Behandlungszimmer gereinigt und mit einer Wischdesinfektion desinfiziert werden. Die verwendeten Mittel und der standardisierte Arbeitsablauf sollten im Hygieneplan in der jeweiligen Praxis verankert sein.
Durch längere Behandlungspausen entsteht eine Kontamination der wasserführenden Systeme. Daher sollten zu Beginn des Tages alle wasserführenden Bereiche mindestens 2 Minuten mit Wasser durchgespült werden oder ein entsprechendes Programm in der Behandlungseinheit gewählt werden.
Hierbei sind die jeweiligen Herstellerangaben zu beachten und die jeweiligen Reinigungs- und Desinfektionsmittel zu wählen.
Somit sollte die Entstehung eines Biofilms in den Leitungen verhindert werden.

3. Aufgabe

Ob ein Desinfektionsmittel auch wirkt, hängt nicht nur von der Konzentration und der Einwirkzeit ab, sondern auch vom Wirkungsspektrum.
Wir unterscheiden:

• Bakterizid = Bakterien abtötend
• Viruzid = Viren inaktivierend
• Bedingt viruzid = behüllte Viren inaktivierend
• Fungizid = Pilze abtötend

4. Aufgabe

Ziel: 3 Liter Lösung herstellen
3 Liter = 3000 ml = 100 %
30 ml = 1 % → 15 ml = 0,5 %
3000 ml − 15 ml = 2985 ml = Wasser
Antwort: 2985 ml Wasser und 15 ml Konzentrat werden für die Herstellung einer 0,5-prozentigen Lösung für 3 Liter benötigt.

Prüfungsgebiet Durchführen von Hygienemaßnahmen und Aufbereiten von Medizinprodukten

Hygienemaßnahmen durchführen – Händehygiene

Situation zur 1. bis 3. Aufgabe
Ihre Kollegin Nicole kommt nach dem Wochenende mit frisch gemachten Gelnägeln in die Praxis. Sie ist sehr stolz darauf, dass sie diese selbst angefertigt hat und sie so natürlich aussehen. Sie überlegen, ob das Tragen von solchen Fingernägeln in der Zahnarztpraxis gestattet ist.

1. Aufgabe

Welche Aussage zur rechtlichen Grundlage trifft zu?

1 Natürlich aussehende Gelnägel sind nach der TRBA-Regel 250 erlaubt.

2 Nur von Fachpersonal angefertigte Gelnägel sind erlaubt.

3 Das Tragen von lackierten oder künstlichen Fingernägeln ist in der Medizinproduktebetreiberverordnung geregelt.

4 Die TRBA-Regel besagt, dass Nagellack und Nagelgel in allen Bereichen untersagt wird, in denen eine Händehygiene durchgeführt werden muss.

2. Aufgabe

Nicole hat sich die Gelnägel entfernen lassen und Sie sollen mit ihr die hygienische Händedesinfektion durchführen. Dabei sollen sie den richtigen Ablauf erklären.

Handgelenke

Außenseite der Finger auf gegenüberliegende Handflächen mit verschränkten Fingern

rechte Handfläche über linken Handrücken mit gespreizten Fingern und umgekehrt

kreisendes Reiben mit geschlossenen Fingerkuppen der einen Hand in der Handfläche der anderen und umgekehrt

kreisendes Reiben des rechten Daumens in der geschlossenen linken Handfläche und umgekehrt

Handfläche auf Handfläche mit gespreizten Fingern

Vorgang wiederholen

3. Aufgabe

Nicole ist verunsichert und weiß nicht, wann sie nun die hygienische Händedesinfektion durchführen soll. Soll sie immer durchgeführt werden? Muss die auch überall gemacht werden?

3.1 Wann muss nach Angaben des Robert-Koch-Institutes die hygienische Händedesinfektion auf jeden Fall durchgeführt werden?

1 vor der Behandlung
2 nach der Dokumentation der eingehenden Untersuchung
3 bei Handschuhwechsel
4 nach dem Telefonat mit dem Patienten
5 bei Behandlungsunterbrechung

Fortführung der Situation
Nun möchte Nicole es aber ganz genau wissen und fragt Sie, wie diese Desinfektionsmittel wirken.

3.2 Welche Aussage zur Wirkung von Desinfektionsmitteln ist richtig?

Desinfektionsmittel wirken:

1 dekatierend
2 desorientierend
3 desensibilisierend
4 denaturierend
5 dezentriert

33

Prüfungsgebiet Durchführen von Hygienemaßnahmen und Aufbereiten von Medizinprodukten

Hygienemaßnahmen durchführen – Händehygiene

Erläuterungen und Lösungen

1. Aufgabe

Lösung: 4

In den technischen Regeln für Biologische Arbeitsstoffe (TRBA) 250 werden unter anderem der Umgang mit Schmuck und künstlichen Fingernägeln geregelt, aber auch einige bauhygienische Belange.

Gemäß Absatz 4.1.7 „Schmuck und Fingernägel" dürfen an Händen und Unterarmen bei Tätigkeiten, die eine hygienische Händedesinfektion voraussetzen, keine Schmuckstücke, Ringe (einschließlich Eheringe), Piercings, Armbanduhren oder Armbänder getragen werden. Künstliche Fingernägel sind demnach ebenfalls nicht erlaubt.

2. Aufgabe

Im Grunde genommen ist die Reihenfolge des Ablaufs egal. Die Hauptsache ist, sie haben für die Zeit der Händedesinfektion ausreichend Desinfektionsmittel auf der Hautoberfläche zur Verfügung. Die Wirkung des Desinfektionsmittels ist abhängig von der Einwirkzeit und von der Konzentration des verwendeten Präparates. Hierbei müssen die Herstellerangaben beachtet werden.
In der Regel benötigen sie 30 Sekunden mit 3 bis 5 Milliliter Desinfektionsmittel für den Ablauf der hygienischen Händedesinfektion.

Denken Sie daran:
Die Hautoberfläche muss für die gesamte Zeit der Händedesinfektion mit dem Desinfektionsmittel befeuchtet sein, damit dieses auch desinfizierend wirkt.

3. Aufgabe

Laut dem RKI gilt die Indikation zur Händedesinfektion in Situationen, in denen eine Händedesinfektion die Übertragung von potenziell pathogenen Erregern auf Personal, Patientinnen und Patienten sowie Gegenstände und Oberflächen unterbricht.
vgl. RKI: https://www.rki.de/DE/Content/Infekt/Krankenhaushygiene/Kommission/Downloads/Haendehyg_Rili.pdf?__blob=publicationFile

3.1   Lösung: 1, 3, 5

3.2   Lösung: 4
Wirken denaturierend, d. h., sie verändern die eiweißhaltigen Strukturen der Mikroorganismen und zerstören sie somit.

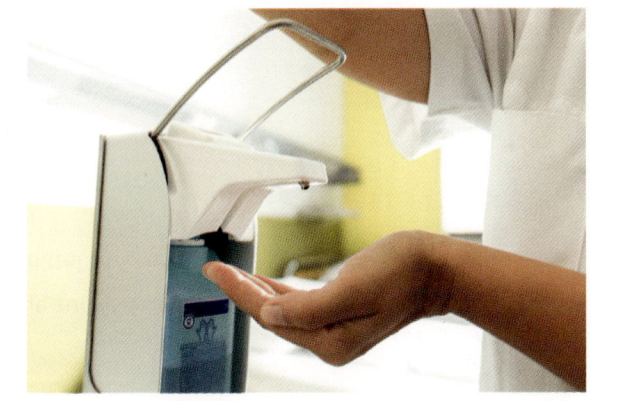

© Westermann Gruppe

Prüfungsgebiet **Durchführen von Hygienemaßnahmen und Aufbereiten von Medizinprodukten** Hygienemaßnahmen durchführen – Allgemeine Desinfektion und Sterilisation

Situation zur 1. bis 4. Aufgabe
Sie sind nun im 3. Ausbildungsjahr und möchten für die Abschlussprüfung mit Ihrer Kollegin Sonja noch einmal die wichtigsten Abläufe im Bereich der Aufbereitung von Medizinprodukten durchgehen.

1. Aufgabe

Medizinprodukte sind nicht nur Instrumente, sondern auch Apparate, Stoffe, Vorrichtungen. Auf welche Weise erfolgt die Desinfektion an Geräten und Flächen?

2. Aufgabe

Was versteht man unter dem Begriff Desinfektion?

3. Aufgabe

Auf welche Art und Weise können Instrumente desinfiziert werden?

4. Aufgabe

4.1 Erklären Sie den Begriff Sterilisation.

4.2 Welche Aussagen zur Aufbereitung von Medizinprodukten sind **richtig**? ☐ ☐ ☐

1 Der Autoklav erzielt dasselbe Ergebnis wie der Thermodesinfektor.
2 Die Reinigung der Instrumente erfolgt im Autoklav?
3 Die Reinigung der MP erfolgt vor Desinfektion und Sterilisation
4 Der Autoklav ist ein Dampfsterilisator.
5 Instrumente der Risikogruppe „kritisch" müssen im Rahmen des Aufbereitungsprozesses steril verpackt werden, um wieder an Patientinnen und Patienten angewendet werden zu dürfen.

5. Aufgabe

Auf dem Schwebetisch liegen nach der Behandlung eines Patienten noch mehrere Instrumente, die nicht benutzt wurden. Dürfen diese wieder zurück in den Lagerbereich sortiert werden?

Prüfungsgebiet **Durchführen von Hygienemaßnahmen und Aufbereiten von Medizinprodukten**   Hygienemaßnahmen durchführen – Allgemeine Desinfektion und Sterilisation

Erläuterungen und Lösungen

1. Aufgabe

Flächendesinfektion

Die Medizinprodukte, welche nicht maschinell aufbereitet werden können, unterliegen der manuellen Reinigung und Desinfektion. Dies erfolgt mithilfe der Flächendesinfektion. Hierbei handelt es sich um ein Verfahren der Scheuer-Wisch-Desinfektion. Die Sprühdesinfektion sollte aufgrund der Aerosole und der damit verbundenen Gefahr des Einatmens möglichst vermieden werden.

2. Aufgabe

Unter dem Begriff Desinfektion versteht man die Abtötung, Inaktivierung oder Entfernung aller krankmachenden Mikroorganismen.

3. Aufgabe

Instrumente können entweder thermisch, z.B. in einem Reinigungs- und Desinfektionsgerät desinfiziert werden beziehungsweise chemisch in einer Desinfektions-/Instrumentenwanne.

4. Aufgabe

4.1   Bei der Sterilisation erfolgt die Abtötung und/oder Entfernung aller krankmachenden (pathogenen) und nicht krankmachenden (apathogenen) Mikroorganismen.

4.2   Lösung: 3, 4, 5

5. Aufgabe

Nein, denn alle im Behandlungsbereich liegenden Instrumente gelten als kontaminiert, auch wenn sie nicht benutzt wurden. Sie müssen deshalb wie die benutzten Instrumente wieder komplett aufbereitet werden. Deswegen sollten nur wirklich benötigte Instrumente vorbereitet werden.

> **Merke**
>
> *Gereinigt, desinfiziert, sterilisiert … das sind alles nur Zustände von Medizinprodukten/Flächen u. Ä., die sich aufgrund von äußeren Bedingungen schnell ändern können.*
> *So wird zum Beispiel ein sterilisiertes unverpacktes Medizinprodukt, welches nach einem erfolgreichen Zyklus noch steril in den geschlossenen Autoklaven liegt, beim Öffnen der Tür aufgrund der Umgebungsluft zu einem dampfsterilisierten Medizinprodukt, welches durch die Umgebungsluft wieder kontaminiert wird und bei längerer Lagerung dadurch nur noch desinfiziert zur Anwendung an Patientinnen und Patienten kommen kann.*

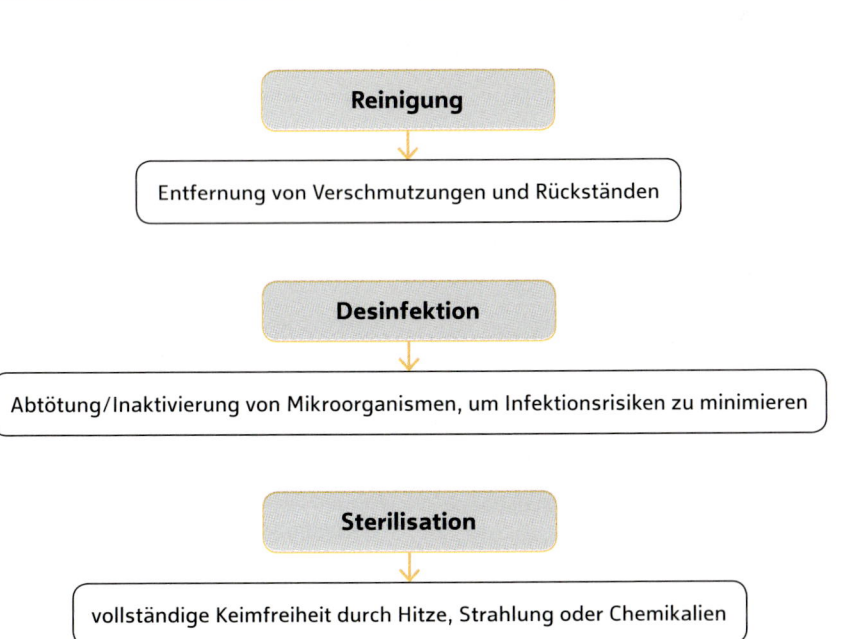

© Westermann Gruppe

Prüfungsgebiet Durchführen von Hygienemaßnahmen und Aufbereiten von Medizinprodukten

Medizinprodukte aufbereiten und freigeben – Desinfektion

Situation zur 1. bis 3. Aufgabe
Das Thema Desinfektionsmittel wurde in der heutigen Teamsitzung ausführlich besprochen. Ihre Kollegin Janine hat aber noch einmal ein paar Fragen dazu an Sie.

1. Aufgabe

Es gibt verschiedene Inhaltsstoffe bei den Desinfektionsmitteln.
Ordnen Sie die einzelnen Inhaltsstoffe der passenden Wirkungsweise zu.

setzen Oberflächenspannung herab

sind ideal, da Wirkung auch im gasförmigen Zustand

sind in hoher Konzentration nicht nur für Bakterien toxisch und sollten daher mit Vorsicht verwendet werden

Denaturieren Proteine von Bakterien, Viren und Pilzen

1 Chlor, Jod, Fluor
2 Alkohole
3 Tenside
4 Aldehyde

2. Aufgabe

Die Listung von Desinfektionsmitteln erfolgt zum einen auf der VAH (Verbund für Angewandte Hygiene)-Liste und zum anderen auf der RKI-Liste.
Ordnen Sie zu, welche Aussage zur Liste des VAH (1) oder zur Liste des RKI (2) passt.

jährliche Aktualisierung, Antrag Hersteller, Prüfung

bei behördlich angeordneten Desinfektions- und Entseuchungsmaßnahmen §18 IfsG

in Europa genau definierte Prüfverfahren zum Nachweis der Wirksamkeit EN-Norm

gilt für den Seuchenfall

Desinfektionsmittel zur chirurgischen Händedesinfektion

Fortführung der Situation
Zusammen mit Ihrer Kollegin Janine sollen sie den Hygieneplan überarbeiten. Dabei überlegen Sie, ob Sie diesen in der Praxis überhaupt benötigen.

3. Aufgabe

3.1 In welchem Gesetzestext finden wir die Grundlage dafür, dass wir im Dentalzentrum einen Hygieneplan benötigen?

_____

_____

_____

_____

3.2 Was versteht man unter einem Hygieneplan?

1 einen Plan, der behördliche Maßnahmen bei Seuchen festlegt
2 Verhaltensanweisungen für Patientinnen und Patienten
3 einen Behandlungsplan für bettlägerige Patientinnen und Patienten
4 einen Beratungsplan zur betriebswirtschaftlichen Optimierung und Gewinnmaximierung
5 einen Plan, der die Durchführung von Hygienemaßnahmen in der Praxis festlegt

3.2.1 Füllen Sie den vereinfachten Hygieneplan aus.

Was	Wie	Wann
Hände		
Behandlungs-einheit		
Zahnärztliche Instrumente		
Rotierende Instrumente		

Prüfungsgebiet **Durchführen von Hygienemaßnahmen und Aufbereiten von Medizinprodukten**   Medizinprodukte aufbereiten und freigeben – Desinfektion

Erläuterungen und Lösungen

1. Aufgabe

Lösung: 3, 4, 1, 2

2. Aufgabe

Lösung: 1, 2, 1, 2, 1

3. Aufgabe

3.1 § 36 Abs. 1 IfSG bestimmt, dass Einrichtungen des Gesundheitswesens, Kindergemeinschaftseinrichtungen, Gemeinschaftsunterkünfte und Justizvollzugsanstalten in Hygieneplänen innerbetriebliche Verfahrensweisen zur Infektionshygiene festlegen.

Weitere Grundlagen finden sich im Medizinproduktegesetz, in der Medizinproduktebetreiber-Verordnung, in der TRBA 250, in der RKI-Empfehlung.

3.2   Lösung: 5

3.2.1

Was	Wie	Wann
Hände	• reinigen • desinfizieren	• bei sichtbarer Verschmutzung • vor und nach der Behandlung
Behandlungseinheit	• reinigen + desinfizieren	• nach der Behandlung
Zahnärztliche Instrumente	• reinigen + desinfizieren + desinfizieren	• nach der Behandlung
Rotierende Instrumente	• reinigen + desinfizieren + desinfizieren	• nach der Behandlung

Beispielhafter Hygieneplan für Praxiswäsche

Was	Wie	Womit	Wer	Anweisungen
Praxiskleidung, Handtücher	Sammeln	Säcke, dichte Behälter (Trennung nach Waschprogramm)	Alle Mitarbeiterinnen und Mitarbeiter	• textile Teile der Schutzausrüstung, Handtücher, Abdecktücher etc. nach jedem Gebrauch wechseln • textile Praxiskleidung mindestens zweimal wöchentlich wechseln, täglicher Wechsel empfehlenswert
	Waschen von Textilien, die für Kochwäsche geeignet sind	Thermisches Waschverfahren mit Waschmittel (Kochwäsche): Temperatur: 90 °C		
	Waschen von Textilien, die nicht für Kochwäsche geeignet sind	Chemothermisches Waschverfahren mit mikrobizidem Waschmittel (1): Anwendungskonzentration (g/L Flotte): Temperatur: Einwirkungsdauer: Flottenverhältnis (2):		

(1): mit VAH-Zertifizierung zur Wäschedesinfektion
(2): Gewicht der Wäsche in kg/Volumen der Flotte (Wasser + Chemie) in Liter: z. B. 1 : 4

© Westermann Gruppe

Prüfungsgebiet Durchführen von Hygienemaßnahmen und Aufbereiten von Medizinprodukten — Medizinprodukte aufbereiten und freigeben – Rechtsgrundlagen

Situation zur 1. bis 8. Aufgabe
Ihre Kollegin Eileen hat Ihnen schon so einiges über die Aufbereitung von Medizinprodukten berichtet. Sie wollen es nun genau wissen und beschäftigen sich mit den verschiedenen Rechtsgrundlagen.

1. Aufgabe

Was versteht man unter dem Begriff „Medizinprodukte" auf Grundlage des Medizinproduktegesetzes?

2. Aufgabe

Was versteht man unter geeignete validierte Verfahren?

3. Aufgabe

Wann wird eine ordnungsgemäße Aufbereitung von Medizinprodukten vermutet?

4. Aufgabe

Was ist das Ziel der Biostoffverordnung?

5. Aufgabe

Was regelt die Medizin-Produkte-Betreiberverordnung?

6. Aufgabe

Nennen Sie **drei** Ziele des Infektionsschutzgesetzes.

-
-
-

7. Aufgabe

Durch zahlreiche Vorschriften soll der technische Arbeitsschutz die Gefahren am Arbeitsplatz und an den betrieblichen Einrichtungen vermindern. Nennen Sie einige solcher Vorschriften.

8. Aufgabe

Welche Aufgabe hat die Gefahrstoffverordnung?

Prüfungsgebiet **Durchführen von Hygienemaßnahmen und Aufbereiten von Medizinprodukten** Medizinprodukte aufbereiten und freigeben – Rechtsgrundlagen

Erläuterungen und Lösungen

1. Aufgabe

Die Grundlage der Definition finden wir im Medizinproduktegesetz § 3.
„Medizinprodukte sind alle einzeln oder miteinander verbunden verwendeten Instrumente, Apparate, Vorrichtungen, Software, Stoffe … zum Zwecke der Erkennung, Verhütung, Überwachung, Behandlung oder Linderung von Krankheiten."

2. Aufgabe

In der Medizinproduktebetreiberverordnung § 4 Abs. 2 erfolgt die Definition der validierten Verfahren.
„Geeignete validierte Verfahren sind Verfahren, welche ein definiertes Ergebnis (insbesondere Sauberkeit, Keimarmut/Sterilität und Funktionalität) reproduzierbar und nachweisbar ständig erbringen."

3. Aufgabe

In der Medizinproduktebetreiberverordnung § 8 Abs. 2 wird weiter beschrieben, was der Gesetzgeber unter einer ordnungsgemäßen Aufbereitung versteht:
„Eine ordnungsgemäße Aufbereitung vermutet, wenn die gemeinsame Empfehlung der Kommission für Krankenhaushygiene und Infektionsprävention (KRINKO) beim Robert Koch-Institut (RKI) und des Bundesinstitut für Arzneimittel und Medizinprodukte (BfArM) zu den ‚Anforderungen an die Hygiene bei der Aufbereitung von Medizinprodukten' beachtet wird."

4. Aufgabe

Diese Biostoffverordnung gilt für Tätigkeiten mit biologischen Arbeitsstoffen (Biostoffen).
Sie dient dem Schutz der Beschäftigten vor Erkrankungen bei Tätigkeiten mit biologischen Arbeitsstoffen (alle lebenden Mikroorganismen: Bakterien, Viren, Pilze) durch Maßnahmen wie: arbeitsmedizinische Vorsorgeuntersuchungen, Hygienemaßnahmen, Gefährdungsbeurteilung mit dem Ziel, Erkrankungen einschl. Berufserkrankungen frühzeitig zu erkennen und zu verhüten.

5. Aufgabe

Die MPBetreibV gilt für das Betreiben und Anwenden von Produkten nach § 3 Nummer 1 des Medizinprodukterecht-Durchführungsgesetzes einschließlich der damit zusammenhängenden Tätigkeiten und ergänzt das MPG.
§ 1 Zweck der Verordnung
Der Paragraf regelt Errichten, Betreiben und Anwenden und Instandhalten von MP.
MP dürfen nur ihrer Zweckbestimmung entsprechend angewendet werden.
Benutzung der MP ist nur Personen erlaubt, die erforderliche Ausbildung/ Kenntnis und Erfahrung besitzen.
Überprüfung der MP vor Benutzung auf Funktionsfähigkeit und einwandfreiem Zustand ist erforderlich.

6. Aufgabe

Das Infektionsschutzgesetz soll:
- übertragbare Krankheiten beim Menschen vorbeugen
- Infektionen frühzeitig erkennen
- Weiterverbreitung von Infektionen verhindern

7. Aufgabe

Vorschriften zum Arbeitsschutz:
- RKI-Empfehlung
- Vorschriften der Berufsgenossenschaften, z. B. Unfallverhütungsvorschrift
- Arbeitsschutzgesetz
- Infektionsschutzgesetz
- Medizinproduktegesetz
- Gefahrstoffverordnung
- Biostoffverordnung

8. Aufgabe

Die Gefahrstoffverordnung soll Gesundheits- und Umweltgefahren verhindern, indem sie regelt,
- wie die Stoffe aufbewahrt werden,
- wie die Stoffe entsorgt werden,
- wie mit den Stoffen umgegangen wird und
- wie gefährlich Stoffe in den Verkehr gebracht werden.

Prüfungsgebiet Durchführen von Hygienemaßnahmen und Aufbereiten von Medizinprodukten

Medizinprodukte aufbereiten und freigeben – Sterilisation

Situation zur 1. bis 2. Aufgabe
Kritische Instrumente sollen möglichst keimarm an Patientinnen und Patienten angewendet werden. Deswegen sind eine Verpackung und anschließende Sterilisation des Medizinproduktes (MP) erforderlich.

1. Aufgabe

Was versteht man unter dem Begriff „kritische Medizinprodukte"?

2. Aufgabe

Bringen Sie den Arbeitsablauf des Vacuklaven in die richtige Reihenfolge.
Tragen Sie dazu die Nummerierung von 1 bis 6 in die rechten Kästchen ein.

Abkühlzeit ☐

Anheizzeit ☐

Abtötungszeit ☐

Entlüftungszeit ☐

Steigzeit ☐

Ausgleichszeit ☐

Situation zur 3. Aufgabe
Nachdem das Programm im Vacuklaven erfolgreich beendet wurde, sollen Sie die Instrumente freigeben.

3. Aufgabe

3.1 Was machen Sie mit einem Medizinprodukt, welches nach dem Prozess noch sichtbare Verschmutzungen aufweist?

3.2 Sie öffnen den Vacuklaven und finden unverpackte Instrumente auf dem Tray. Sind diese noch steril? Begründen Sie Ihre Aussage.

3.3 Die Siegelnaht weist nach dem Sterilisationsvorgang einzelne Lücken auf. Was tun Sie?

3.4 Sie sehen auf dem Display folgende Anzeige: Programmabbruch. Sterilisationsvorgang nicht erfolgreich. Was tun Sie?

3.5 Was sollten Sie bei der Beladung des Autoklavs beachten?

Prüfungsgebiet **Durchführen von Hygienemaßnahmen und Aufbereiten von Medizinprodukten**   Medizinprodukte aufbereiten und freigeben – Sterilisation

Erläuterungen und Lösungen

1. Aufgabe

Medizinprodukte sind Produkte mit medizinischer Zweckbestimmung, die vom Hersteller für die Anwendung beim Menschen bestimmt sind.
Dazu gehören u. a. Implantate, Produkte zur Injektion, Software, Herzschrittmacher, Dentalprodukte, Verbandstoffe, Sehhilfen, Röntgengeräte etc.
Medizinprodukte sind auch Produkte, die einen Stoff oder Zubereitungen aus Stoffen enthalten oder mit solchen beschichtet sind, die bei gesonderter Verwendung als Arzneimittel oder Bestandteil eines Arzneimittels angesehen werden und in Ergänzung zu den Funktionen des Produktes eine Wirkung auf den menschlichen Körper entfalten können.

Kritische Medizinprodukte sind u. a. Instrumente, die bestimmungsgemäß die Haut oder Schleimhaut durchdringen und dabei in Kontakt mit Blut kommen bzw. an inneren Geweben oder Organen zur Anwendung kommen.

Kritisch A:
Ohne besondere Anforderungen an die Aufbereitung

Kritisch B:
Mit erhöhten Anforderungen an die Aufbereitung, z. B. Medizinprodukte mit Hohlräumen

2. Aufgabe

Lösung: 6, 1, 5, 2, 3, 4

3. Aufgabe

3.1.   Anscheinend ist der Aufbereitungsprozess nicht ordnungsgemäß durchlaufen. Medizinprodukte, die nach der Sterilisation noch eine sichtbare Verschmutzung aufweisen, müssen erneut dem Prozess unterzogen werden.

3.2   Solange nicht in einem sterilen Raum gearbeitet wird, erfolgt durch Öffnung der Tür am Vacuklaven eine mögliche Kontamination der nicht verpackten Instrumente durch die Raumluft. Der Zustand der Stabilität am Instrument ist somit nur sehr kurzfristig. Durch Transport und Lagerung nimmt die Kontamination aus der Umgebung auf dem Medizinprodukt zu, sodass wir dann nur noch von einem desinfizierten Medizinprodukt sprechen.

3.3   Die Ursache für eine perforierte Siegelnaht kann vielseitig sein. Eine Möglichkeit ist die Verpackungsgröße. Im Verhältnis zum Medizinprodukt ist sie möglicherweise zu klein gewesen. Das Medizinprodukt muss neu eingeschweißt (75 % Befüllung der Einschweißfolie) und neu sterilisiert werden. Eine weitere Ursache könnte die Siegelnahtfestigkeit sein. Diese muss durch eine Fachkraft überprüft werden. In jedem Fall ist eine erneute Sterilisation mit neuem Verpackungsmaterial erforderlich.

3.4   Nach der Ursache schauen und Fehler ggf. beheben. Anschließend muss der Prozess neu gestartet werden

3.5   Für den Autoklaven stellt der Hersteller ein Beladungsmuster zur Verfügung, nachdem das Gerät immer beladen werden sollte. Zudem sollte die Überprüfung mit einem Helixprüfkörper bei kritisch A- und kritisch B-Instrumenten erfolgen. Die Herstellerangaben zum Routinebetrieb eines Autoklaven sind zusätzlich zu berücksichtigen.

Prüfungsgebiet Durchführen von Hygienemaßnahmen und Aufbereiten von Medizinprodukten

Medizinprodukte aufbereiten und freigeben – Sterilisation

Situation zur 1. Aufgabe
Sie sollen die Implantation für den nächsten Tag vorbereiten. Ihnen ist aufgefallen, dass die Instrumente zwar gereinigt und desinfiziert, aber noch nicht sterilisiert wurden. Erklären Sie die Arbeitsphasen der Dampfsterilisation.

1. Aufgabe

1.1 Bringen Sie Abkühlzeit, Steigzeit, Anheizzeit, Entlüftungszeit, Abtötungszeit und Ausgleichszeit in die richtige Reihenfolge und erklären sie die dazugehörigen Abläufe.

Arbeitsphasen der Dampfsterilisation	Abläufe
1.	
2.	
3.	
4.	
5.	
6.	

1.2 Damit die Sterilisation erfolgreich ist, muss schon bei der Beladung des Dampfsterilisators einiges beachtet werden. Skizzieren Sie das Beladungsmuster Ihres Dampfsterilisators in der Praxis.

Situation zur 2. und 3. Aufgabe
Der Sterilisationsvorgang ist beendet und auf dem Display erscheint die Anzeige „Vorgang **nicht** sterilisiert".

2. Aufgabe

Wie gehen Sie jetzt mit den Medizinprodukten im Sterilisator um?

3. Aufgabe

Am Ende des Zyklus ist noch Wasser in der Kammer und oder die Ladung ist nicht trocken. Nennen sie mögliche Ursachen.

Prüfungsgebiet Durchführen von Hygienemaßnahmen und Aufbereiten von Medizinprodukten

Medizinprodukte aufbereiten und freigeben – Sterilisation

Erläuterungen und Lösungen

1. Aufgabe

1.1

Arbeitsphasen der Dampfsterilisation		Abläufe
1.	Anheizzeit	Bei der Anheizzeit wird das demineralisierte Wasser bis zu einer Siedetemperatur auf 100 °C erhitzt.
2.	Entlüftungszeit	Während der Entlüftungszeit entsteht ein mehrfach erzeugtes Vakuum (fraktioniert). Dadurch steigt der Kesseldruck.
3.	Steigzeit	In der Steigzeit erfolgt der Temperaturanstieg bis zum Erreichen der Betriebstemperatur von 134 °C beziehungsweise 100 ein und 121 °C.
4.	Ausgleichzeit	Hier erfolgt der Temperaturausgleich zwischen Sterilgut und Kesseltemperatur.
5.	Abtötungzeit	Alle Mikroorganismen werden in einer Zeit von 5 Minuten bei 134 °C und 3 Bar abgetötet. Alternativ erfolgt die Abtötung aller Mikroorganismen über 20 Minuten bei 120 °C und 2.
6.	Abkühlzeit	Während der Abkühlzeit erfolgt die Reduzierung der Temperatur und die Trocknung des Sterilguts.

1.2 Bei der Validierung des Gerätes wird ein sogenanntes Beladungsmuster erstellt. Dieses ist unter anderem vom Gerätetyp abhängig. Somit sollte bei jedem Prozess die Beladung nach diesem individuellen Beladungsmuster erfolgen. Werden Trays verwendet, so sollte darauf geachtet werden, dass einzelne Sterilgutverpackungen nicht übereinander gelagert werden dürfen. Die Papierseite sollte zum Tray zeigen und die Folie nach oben. Werden andere Einsätze verwendet, ist entsprechend den Herstellerangaben zu verfahren.

2. Aufgabe

Die Medizinprodukte dürfen nicht freigegeben werden. Es sollte nach der Ursache des aufgetretenen Programmfehlers geschaut werden. Nach der Beseitigung der möglichen Ursache muss der Vorgang der Sterilisation mit den Medizinprodukten neu gestartet werden. Erst nach erfolgreichem Prozessdurchlauf können die Medizinprodukte freigegeben werden.

3. Aufgabe

Mögliche Ursachen für Restwasser in der Kammer könnten sein:

- Das Gerät steht nicht eben.
- Die Kammer ist überladen.
- Der Kammerfilter ist verstopft.
- Die Ladung war falsch positioniert.

Weitere Fehlerursachen können im individuellen Benutzerhandbuch nachgelesen werden oder mithilfe eines Technikers behoben werden.

© Westermann Gruppe

Prüfungsgebiet Durchführen von Hygienemaßnahmen und Aufbereiten von Medizinprodukten

Reinigung

> **Situation**
> Zusammen mit Ihrer Kollegin Janine wollen Sie für die GAP 1 die einzelnen Abläufe im Bereich der Medizinprodukteaufbereitung noch einmal etwas genauer betrachten. Nachdem Frau Dr. Schmidt mit der Behandlung fertig ist, sollen Sie das Behandlungszimmer nachbereiten und für die nächste Patientin oder den nächsten Patienten vorbereiten.

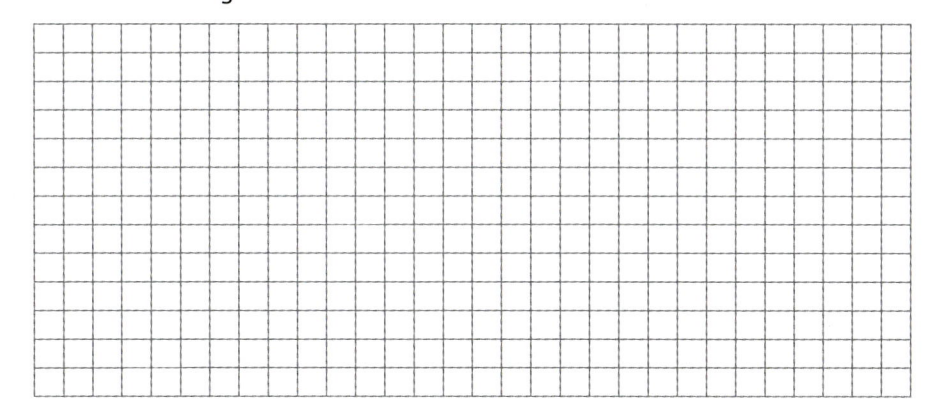

1. Aufgabe

1.1 Stellen Sie den Ablauf logisch nachvollziehbar dar und begründen Sie Ihre Entscheidung.

Ablauf

Behandlungseinheit desinfizieren ☐

Hände desinfizieren ☐

kontaminierte Medizinprodukte in Transportschale legen ☐

PSA anziehen ☐

kontaminierte Medizinprodukte in den Aufbereitungsbereich bringen ☐

aufbereitete Medizinprodukte vorbereiten ☐

kontaminierte Bereiche reinigen und desinfizieren ☐

kontaminierte Instrumente von groben Verschmutzungen befreien ☐

1.2 Bei der Aufbereitung der Behandlungseinheit sollen Sie nach folgendem Grundsatz vorgehen: Von am wenigsten kontaminierten Bereich zum am stärksten kontaminierten Bereich reinigen und desinfizieren. Wie lautet der Ablauf der Aufbereitung der Behandlungseinheit in Ihrer Praxis? Beachten Sie die individuellen Herstellerangaben.

1.3 Worauf müssen Sie während der Aufbereitung achten?

> **Situation zur 2. und 3. Aufgabe**
> Die Medizinprodukte befinden sich nun im Aufbereitungsraum. Als Erstes müssen Sie sich einen Überblick über die räumliche Situation verschaffen.

2. Aufgabe

Skizzieren Sie kurz Ihren Aufbereitungsbereich in Ihrer Zahnarztpraxis und beschriften Sie folgende Bereiche. Kennzeichnen Sie die Bereiche in reine Bereiche mit A und unreine Bereiche mit B.

1 Vacuklac
2 Reinigung- und Desinfektionsgerät
3 Waschbecken
4 Einschweißgerät

A Reiner Bereich
B Unreiner Bereich

Prüfungsgebiet **Durchführen von Hygienemaßnahmen und Aufbereiten von Medizinprodukten**

Reinigung

Erläuterungen und Lösungen

1. Aufgabe

1.1   Lösung: 4, 8, 3, 1, 7, 5, 2, 6

Je nach Hersteller können die wasserführenden Systeme manuell oder mithilfe eines Purge-Programms durchgespült werden. Anschließend nehmen Sie die Hand- und Winkelstücke sowie die Multifunktionsspritzenansätze und Ultraschallansätze zur Aufbereitung ab. Danach geht es mit der Reinigung und Desinfektion der Oberfläche der Behandlungseinheit weiter. Nun beginnen wir mit der Flächendesinfektion. Als Erstes erfolgt die Desinfektion der Griffe, soweit vorhanden, an der Behandlungsleuchte. Weiter geht es mit dem Monitor, dem Schwebetisch, dem Arztelement, der Bedienfläche, dem Assistenzelement und der Polsteroberfläche. Auch die Absaugschläuche sollten je nach Behandlungseinheit regelmäßig (wenn möglich nach jeder Patientin bzw. jedem Patienten) gereinigt werden. Zum Abschluss erfolgen die Reinigung und Desinfektion des Mundspülbeckens.

1.2   Während der kompletten Aufbereitung ist darauf zu achten, dass nur Reinigungs- und Desinfektionsmittel nach Angaben des Herstellers verwendet werden dürfen. Zudem muss sichergestellt werden, dass das Desinfektionsmittel eine ausreichende Einwirkzeit hat und die Fläche während dieser Zeit komplett benetzt ist.

1.3   Bei der Aufbereitung von Medizinprodukten gilt immer Reinigung vor Desinfektion und ggf. Sterilisation. Hierbei sind die einzelnen Prozesse abhängig von den Angaben der Hersteller der Medizinprodukte.

2. Aufgabe

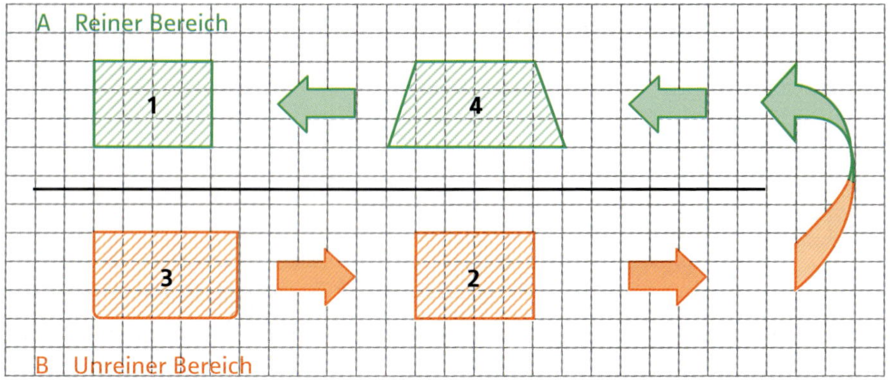

Die Anordnung in den jeweiligen Aufbereitungsräumen ist individuell zu dokumentieren. Wichtig sind hier die klare Strukturierung von reinem und unreinem Bereich und die damit verbundenen Zuordnungspunkte.

Prüfungsgebiet Durchführen von Hygienemaßnahmen und Aufbereiten von Medizinprodukten

Reinigung und Desinfektion

3. Aufgabe

3.1 Ihre Kollegin Sonja hat gerade eine neue Desinfektionslösung angesetzt. Erklären Sie den Begriff Lösung.

3.2 Wovon ist die Wirkung abhängig?

> **Fortführung der Situation**
> Auch im Ultraschallbad befindet sich eine Desinfektionslösung und muss neu angesetzt werden. Sonja erklärt Ihnen, dass Sie für das Gerät 14 Liter Lösung benötigen.

4. Aufgabe

4.1 Die Konzentration soll 5 % betragen. Wie viel Milliliter Wasser und wie viel Milliliter Konzentrat sind notwendig?

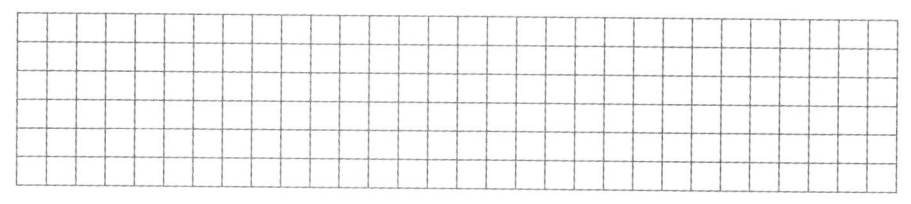

4.2 Die Konzentration soll 10 % betragen. Wie viel Milliliter Wasser und wie viel Milliliter Konzentrat sind notwendig?

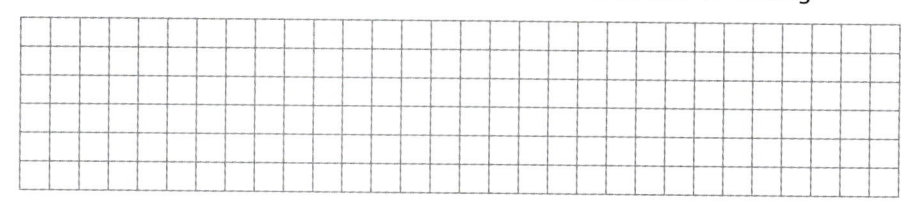

4.3 Sie setzen nur 1 Liter Lösung an. Wie viel Milliliter Wasser und wie viel Milliliter Konzentrat benötigen Sie für eine 10-prozentige Konzentration?

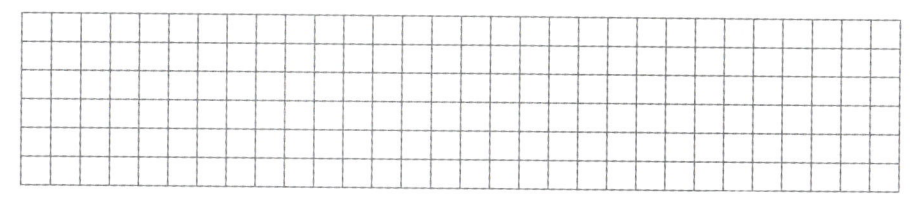

Prüfungsgebiet **Durchführen von Hygienemaßnahmen und Aufbereiten von Medizinprodukten**

Reinigung und Desinfektion

Erläuterungen und Lösungen

3. Aufgabe

3.1 Eine Lösung ist ein homogenes Gemisch, das aus zwei oder mehr chemisch reinen Stoffen besteht (Wasser + Konzentrat).

3.2 Die Wirkung des Desinfektionsmittels ist abhängig von

- der richtigen Dosierung,
- dem Wirkungsspektrum,
- der Konzentration und
- der Einwirkzeit.

Zudem müssen die Herstellerangaben des Desinfektionsmittels berücksichtigt werden.

4. Aufgabe

4.1 Ziel: 14 Liter Lösung herstellen
14 Liter = 14000 ml = 100 %
140 ml = 1 % → 700 ml = 5 %
14000 ml − 700 ml = 13300 ml = Wasser

Antwort: 13,3 Liter Wasser und 700 ml Konzentrat werden für die Herstellung einer 5-prozentigen Lösung für 14 Liter benötigt.

4.2 Ziel: 14 Liter Lösung herstellen
14 Liter = 14000 ml = 100 %
140 ml = 1 % → 1400 ml = 10 %
14000 ml − 1400 ml = 13300 ml = Wasser
Antwort: 12,6 Liter Wasser und 1400 ml Konzentrat werden für die Herstellung einer 10-prozentigen Lösung für 14 Liter benötigt.

4.3 Ziel: 1 Liter Lösung herstellen
1 Liter = 1000 ml = 100 %
10 ml = 1 % → 100 ml = 10 %
1000 ml − 100 ml = 900 ml = Wasser
Antwort: 900 ml Wasser und 100 ml Konzentrat werden für die Herstellung einer 10-prozentigen Lösung für 1 Liter benötigt.

Prüfungsgebiet Durchführen von Hygienemaßnahmen und Aufbereiten von Medizinprodukten

Reinigung und Desinfektion

Situation
Sie sind heute im Dentalzentrum für die Aufbereitung der Medizinprodukte im Aufbereitungsraum zuständig. Ihre Kollegin Janine benötigt für das QM-System noch ein paar Erklärungen zum Arbeitsablauf.

1. Aufgabe

Hebel nach Bein	Lindemann-fräse	Extraktions-zange	Mundspiegel	Anmischspatel
Exkavator	Raspatorium	Kerr-Feile	Luer-Zange	Scharfer Löffel
Polierkelch	Heidemann-spatel	Watterolle	PA-Sonde	Lochzange für Kofferdam
Kugelstopfer	Chirurgische Pinzette	Abformlöffel	Kürette	Holzkeil

Sie haben die oben genannten Medizinprodukte kontaminiert auf einem Tray im Aufbereitungsraum entdeckt. Sie sollen nun mit der Aufbereitung beginnen. Wie gehen Sie vor?

Fortführung der Situation
Sie sortieren die aufzubereitenden Medizinprodukte in das RDG ein und starten das validierte Gerät. Anschließend müssen sie entscheiden, ob die Medizinprodukte freigegeben oder zur Sterilisation in den Vacuklav transportiert werden.

2. Aufgabe

2.1 Wie gehen Sie vor? Begründen Sie die Entscheidung.

2.2 Welche Instrumentengruppen dürfen nach der Reinigung und Desinfektion durch fachkundiges Personal freigegeben werden?

Beschreibung   **Beispiel**

2.2.1

2.2.2

2.3 Welche Instrumentengruppen dürfen erst nach erfolgreicher Sterilisation durch fachkundiges Personal freigegeben werden?

Beschreibung   **Beispiel**

2.3.1

2.3.2

2.3.3

Prüfungsgebiet Durchführen von Hygienemaßnahmen und Aufbereiten von Medizinprodukten

Reinigung und Desinfektion

Erläuterungen und Lösungen

1. Aufgabe

Zunächst muss unterschieden werden, ob die Medizinprodukte aufbereitet werden können oder nicht. Watterollen und Holzkeile sind typische Einwegartikel und können nicht aufbereitet werden. Sie sind fachgerecht zu entsorgen.
Bei den aufzubereitenden Medizinprodukten sollte beachtet werden, dass eine Trockenlagerung von 6 Stunden nicht überschritten wird. Zudem müssen grobe Verschmutzungen manuell entfernt werden, bevor sie in das RDG einsortiert werden. Der Holzkeil, der Polierkelch und die Watterollen zählen zu den Einwegartikeln. Hier erfolgt keine Aufbereitung.
Reinigung vor Desinfektion und Sterilisation.

2. Aufgabe

2.1   Nach den RKI-Richtlinien gilt maschinell vor manuell.

Somit sollten alle kontaminierten MP (sofern der Hersteller keine anderen Angaben zur Aufbereitung definiert) in das RDG einsortiert werden und den validierten Prozess durchlaufen. Anschließen erfolgt die Sichtkontrolle auf mögliche Restkontamination und oder Beschädigungen an den Medizinprodukten. Sollte nach dem Prozessdurchlauf noch sichtbare Verschmutzungen am MP befinden, müssen diese manuell beseitigt werden. Anschließend muss das MP erneut in den RDG einsortiert werden.

2.2.1   Unkritisch
Unkritische Instrumente kommen lediglich mit intakter Haut in Berührung. Für diese Instrumentengruppe gilt die Reinigung und Desinfektion mit geeigneten Mitteln und sie können somit nach einem erfolgreichen validierten RDG-Durchlauf durch fachkundiges Personal freigegeben werden. Die Beladung des RDGs erfolgt auf Grundlage des Beladungsmusters durch den Hersteller. Hierbei sollten Spülschatten vermieden werden.
Nur wenn jedes Medizinprodukt von Flüssigkeiten im RDG umspült werden kann, ist eine ausreichende Reinigung- und Desinfektion möglich.
Zu den Instrumentengruppen würden z. B. der Anmischspatel und die Lochzange für den Kofferdam zählen.

Alle unkritischen und semikritisch a Instrumente können nach dem erfolgreichen Prozessdurchlauf im RDG durch fachkundiges Personal freigegeben werden.

2.2.2   Semikritisch a
Hierbei handelt es sich um Medizinprodukte, die mit der Schleimhaut oder krankhaft veränderter Haut in Berührung kommen und keine besondere Anforderung an die Aufbereitung besitzen, d. h., sie besitzen keine Hohlräume oder schwer zu reinigende Oberflächen. Auch diese Instrumentengruppe ist nach erfolgreicher Thermodesinfektion im validierten RDG durch fachkundiges Personal freizugeben.
Zu den Instrumentengruppen würden z. B. der Mundspiegel und der Abformlöffel zählen.
Gibt es Zweifel an der Einstufung eines Medizinproduktes, sollte die nächsthöhere Risikostufe gewählt werden.
Die folgenden drei Risikogruppen dürfen erst nach erfolgreicher Sterilisation freigegeben werden:

2.3.1   Semikritisch b
Diese Medizinprodukte kommen ebenfalls nur mit der Schleimhaut oder mit krankhaft veränderter Haut in Berührung, besitzen aber einen erhöhten Anspruch an die Aufbereitung, weil sie z. B. einen komplexen Aufbau und/oder Hohlräume besitzen (Scharniere, Gelenke etc.). Hierbei ist die maschinelle Aufbereitung unabdingbar. Eine komplette Sichtkontrolle ist nicht möglich und daher sollte nach der maschinellen Reinigung und Desinfektion auch die Sterilisation im Vacuklav erfolgen.
Zu den Instrumentengruppen würden z. B. der Rosenbohrer und die Extraktionszange zählen.

2.3.2   Kritisch a
Bei den Instrumenten handelt es sich um Medizinprodukte, die bestimmungsgemäß die Haut oder Schleimhaut durchdringen und somit in Kontakt mit Blut und anderen Sekreten kommen.
Sie besitzen keine besondere Anforderung an die Aufbereitung, sollten aber keimarm zur Anwendung an den Patientinnen und Patienten kommen und sind vor der Sterilisation zu verpacken.
Zu den Instrumentengruppen würden z. B. der Hebel nach Bein und die PA-Sonde zählen.

2.3.3   Kritisch b
Instrumente dieser Risikogruppe durchdringen bestimmungsgemäß die Haut oder Schleimhaut und besitzen zudem eine erhöhte Anforderung an die Aufbereitung. Auch sie sollten vor der Sterilisation verpackt werden und keimarm zur Anwendung an den Patientinnen und Patienten kommen.
Zu den Instrumentengruppen würden z. B. die Luer-Zange und die Kürette zählen.

Prüfungsgebiet Durchführen von Hygienemaßnahmen und Aufbereiten von Medizinprodukten

Desinfektion

Situation zur 1. Aufgabe
Die Medizinprodukte wurden im Thermodesinfektor gereinigt und desinfiziert. Das RDG-Gerät ist validiert. Ihre Kollegin Mariana, die im 1. Ausbildungsjahr ist, kann mit dem Begriff noch nichts anfangen.

1. Aufgabe

Was bedeutet das für die weitere Bearbeitung der Medizinprodukte?

_____

_____

_____

1.1 Erklären Sie den Begriff Validierung?

_____

_____

_____

1.2 Welche Medizinprodukte dürfen nach einem erfolgreichen Prozessablauf im RDG freigegeben und wieder an Patientinnen und Patienten angewendet werden?

Medizinprodukte	ja	nein
Heidemannspatel		
Lindemannfräse		
Mundspiegel		
Wundhaken nach Middeldorpf		
Küretten		
Chirurgische Pinzette		
Kofferdam-Rahmen		

Fortführung der Situation
Nachdem das Programm im RDG-Gerät erfolgreich beendet wurde, sollen Sie die Instrumente weiterbearbeiten.

2. Aufgabe

2.1 Was machen Sie mit einem Medizinprodukt, das nach dem Prozess noch sichtbare Verschmutzungen aufweist?

_____

_____

_____

2.2 Das RDG-Gerät zeigt eine Fehlermeldung an. Der Prozess war nicht erfolgreich. Was tun Sie?

_____

_____

_____

2.3 Die Instrumente weisen nach dem Prozess weiße Flecken auf. Was tun Sie?

_____

_____

_____

2.4 Welche Parameter werden bei Küretten nach der Reinigung und Desinfektion überprüft?

_____

_____

_____

Prüfungsgebiet Durchführen von Hygienemaßnahmen und Aufbereiten von Medizinprodukten

Desinfektion

Erläuterungen und Lösungen

1. Aufgabe

Nach der MPBetreibV § 8 heißt es: „(1) Die Aufbereitung von bestimmungsgemäß keimarm oder steril zur Anwendung kommenden Medizinprodukten ist unter Berücksichtigung der Angaben des Herstellers mit geeigneten validierten Verfahren so durchzuführen, dass der Erfolg dieser Verfahren nachvollziehbar gewährleistet ist und die Sicherheit und Gesundheit von Patientinnen und Patienten, Anwenderinnen bzw. Anwendern oder Dritten nicht gefährdet wird.
Dies gilt auch für Medizinprodukte, die vor der erstmaligen Anwendung desinfiziert oder sterilisiert werden. Instrumente der Risikogruppe unkritisch und semikritisch a dürfen bei einem validierten RDG nach erfolgreichem Prozessdurchlauf durch eine Fachkraft freigegeben werden."

1.1. Das Wort „validieren" geht auf das lateinische Wort „valere" zurück und bedeutet „den Wert von etwas feststellen".

Medizinprodukte	ja	nein
Heidemannspatel	X	
Lindemannfräse		X
Mundspiegel	X	
Wundhaken nach Middeldorpf		X
Küretten		X
Chirurgische Pinzette		X
Kofferdam-Rahmen	X	

2. Aufgabe

2.1 Da hier eine ordnungsgemäße Reinigung und Desinfektion aufgrund der vorhandenen Verschmutzung nicht stattfinden konnte, muss dieses Instrument gereinigt werden und anschließend noch einmal den Prozess des Thermodesinfektors durchlaufen.

2.2 Zunächst sollte geschaut werden, worin das Problem besteht. Welche Ursachen könnten zugrunde liegen. Anschließend sollte die Fehlerursache möglichst beseitigt werden. Dann muss der Prozess der Thermodesinfektion erneut gestartet werden. Erst nach erfolgreichem Prozessablauf dürfen die Medizinprodukte freigegeben werden.

2.3 Auch hier liegt keine ordnungsgemäße und einwandfreie Reinigung und Desinfektion vor. Hier sollte überprüft werden, ob ggf. die Reinigungs- und Desinfektionsmittel zur Vorreinigung auf die folgenden Chemikalien im RDG-Gerät abgestimmt sind. Lässt sich die Ursache für die weißen Flecke nicht beheben, muss ein Fachmann hinzugezogen werden.

2.4 Nur einwandfrei funktionierende und intakte Instrumente dürfen an Patientinnen und Patienten verwendet werden. Dies gilt auch für Küretten. Beim Einsatz der Instrumente an Patientinnen und Patienten werden die Schneidekanten stumpf. Das bedeutet, sie müssen nach jedem Arbeitseinsatz neu aufgearbeitet werden. Somit muss nach der Reinigung und Desinfektion das Instrument geschärft werden, bevor es dann verpackt und sterilisiert wird.

© Westermann Gruppe

Prüfungsgebiet Durchführen von Hygienemaßnahmen und Aufbereiten von Medizinprodukten

Desinfektion

Situation zur 1. und 2. Aufgabe
Sonja hat die Instrumente schon in den Aufbereitungsbereich gebracht. Zur maschinellen Aufbereitung von Medizinprodukten wird im Dentalzentrum ein Thermodesinfektor verwendet. Bevor Sie diesen starten und den Prozessablauf noch einmal prüfen, müssen noch einige Begriffe geklärt werden.

1. Aufgabe

Ordnen Sie folgende Begriffe einander zu.

Keimreduktion ☐

durch Wärme verursacht ☐

Keimfreiheit ☐

anorganisch ☐

1 thermisch
2 chemisch
3 Desinfektion
4 Sterilisation

2. Aufgabe

Bringen Sie die Prozessschritte in die richtige Reihenfolge. Tragen Sie dazu die Nummerierung von 1–7 in die rechte Spalte ein.

Zwischenspülung mit Neutralisationsmittel ☐

Reinigung mit warmem und enthärtetem Wasser ☐

Thermische Desinfektion mind. 93 °C ☐

Trocknung ☐

Vorspülung mit kaltem Wasser ☐

Schlussspülung ☐

Reinigung mit warmem und enthärtetem Wasser ☐

Fortführung der Situation
Sie haben von Ihrer Kollegin Nicole gehört, dass es aufgrund der unterschiedlichen Anwendungsbereiche in der Praxis verschiedene Desinfektionsmittel gibt.

3. Aufgabe

3.1 Welche Aussagen zum Wirkungsspektrum des Desinfektionsmittels sind richtig? ☐ ☐ ☐

1 viruzid = Viren abtötend

2 fungizid = Bakterien inaktivierend

3 tuberkulozid = Tuberkulose abtötend

4 bakterizid = Bakterien abtötend

5 fungizid = Pilze abtötend

Fortführung der Situation
In dem Zusammenhang erklärt Sie Ihnen auch die VAH-Liste und die RKI-Liste.

3.2 Welche Aussage ist korrekt? ☐

1 In der RKI-Liste sind alle Desinfektionsmittel aufgeführt.

2 In der VAH-Liste sind alle Desinfektionsmittel aufgeführt.

3 Nur nachweislich wirksame Desinfektionsmittel sind auf der VAH-Liste.

4 RKI-Liste und VAH-Liste sind identisch.

5 Keine Aussage ist richtig.

Prüfungsgebiet **Durchführen von Hygienemaßnahmen und Aufbereiten von Medizinprodukten**   Desinfektion

Erläuterungen und Lösungen

1. Aufgabe

Lösung: 2, 4, 1, 3

2. Aufgabe

Lösung: 5, 2, 1, 7, 3, 4, 6 **oder** 5, 7, 1, 2, 3, 4, 6
Reinigungs- und Desinfektionsgeräte sind aktive Medizinprodukte
und unterliegen damit den deutschen Medizinproduktegesetzen (MPG)
und den zugehörigen Betreiberverordnungen, die als Umsetzung der MDR
eine Vereinheitlichung innerhalb der EU gewährleisten.
Sie dürfen nur von Personen angewendet werden, die hierfür qualifiziert
und in die Handhabung des jeweiligen Gerätetyps eingewiesen sind.
Die Anforderungen an Reinigungs- und Desinfektionsgeräte werden
in der Norm DIN EN ISO 15883 deklariert.

3. Aufgabe

3.1   Lösung: 1, 4, 5

3.2   Lösung: 3

VAH-Liste	RKI-Liste
• Verbund für angewandte Hygiene • jährliche Aktualisierung, Antrag Hersteller, Prüfung • Prüfung gemäß DGHM (Deutsche Gesellschaft für Hygiene) • in Europa genau definierte Prüfverfahren zum Nachweis der Wirksamkeit EN-Norm • Händewaschung, hygienische und chirurgische Händedesinfektion, Flächen-, Instrumenten- und Wäschedesinfektion	• gilt für den Seuchenfall • bei behördlich angeordneten Desinfektions- und Entseuchungsmaßnahmen, §18 IfsG • Flächen-, Instrumenten-, Wäsche-, Raumdesinfektion und hygienische Händedesinfektion • Hinweis auf VAH-Liste

Prüfungsgebiet Durchführen von Hygienemaßnahmen und Aufbereiten von Medizinprodukten

Umwelthygiene

Situation zur 1. bis 4. Aufgabe
Sie bearbeiten in der Schule aktuell das Thema Umweltschutz und Nachhaltigkeit. Sie besprechen, wie Umweltschutz in der Praxis umgesetzt wird und wo evtl. nachhaltiger gearbeitet werden kann.

1. Aufgabe

Mit welchen Bereichen beschäftigt sich die Umwelthygiene?

1 Einflüsse der Umwelt auf die Gesundheit des Menschen
2 Einflüsse sozialer Probleme auf den Menschen
3 Pflege der geistigen und seelischen Gesundheit

2. Aufgabe

Welches Gesetz regelt den Umgang mit Abfällen?

3. Aufgabe

Welche Verordnungen müssen Praxisinhaber zur Abfallentsorgung beachten?

1 Abwasserverordnung
2 Gefahrstoffverordnung
3 Verpackungsverordnung
4 Abfallbestimmungsverordnung
5 Trinkwasserverordnung
6 Hygieneverordnung

4. Aufgabe

Wer ist in der Praxis verantwortlich für die sachgerechte Müllentsorgung?

1 Praxisinhaber
2 Mitarbeiterin, die zuständig für Hygiene ist
3 Reinigungsfachkraft

Situation zur 5. und 6. Aufgabe
Sie sollen das Gelernte nun in der Praxis anwenden und räumen das Zimmer nach einer Osteotomie auf.

5. Aufgabe

Dürfen Sie benutzte Kanülen und Skalpelle im Hausmüll entsorgen? Begründen Sie.

6. Aufgabe

Sie entsorgen/reinigen alle Instrumente fachgerecht.
Wie entsorgen Sie den extrahierten Zahn richtig?

1 einfach in den Hausmüll geben
2 Sondermüll
3 Zähne in einer Box sammeln
4 verpackt in den Hausmüll geben

Situation zur 7. und 8. Aufgabe
Im Behandlungszimmer ist die Deckenbeleuchtung ausgefallen. Ihr Behandler wechselt die Leuchtstoffröhre.

7. Aufgabe

Wo dürfen Sie die Leuchtstoffröhre fachgerecht entsorgen?

1 Wertstoffhof
2 Hausmüll
3 Sondermüll
4 Rückgabe im Geschäft, wo sie gekauft wurde.

8. Aufgabe

In welche beiden Bereiche werden Abfälle grundsätzlich eingeteilt?

•
•

Prüfungsgebiet Durchführen von Hygienemaßnahmen und Aufbereiten von Medizinprodukten

Umwelthygiene

Erläuterungen und Lösungen

1. Aufgabe

Lösung: 1

Durch Regelungen im Bereich der Entsorgung von Müll können Umweltschäden vermieden und somit die Gesundheit von Menschen geschützt werden.

2. Aufgabe

Abfallbestimmungsverordnung

Der Gesetzgeber hat in der Abfallbestimmungsverordnung ganz klar geregelt, wie welcher Müll fachgerecht entsorgt werden muss.

3. Aufgabe

Lösung: 1, 2, 3, 4

4. Aufgabe

Lösung: 1

Die Praxisinhaberin bzw. der Praxisinhaber muss sicherstellen, dass alles entsprechend entsorgt wird und ggf. auch prüfen.

5. Aufgabe

Ja, wenn sie in einem stichfesten, verschlossenen Behälter in den Hausmüll gegeben werden.

Skalpelle, Kanülen, Nadeln ... müssen in stichfesten Behältern in der Praxis gesammelt werden. Hierfür können im Dentaldepot spezielle Behälter bestellt werden. Diese Behälter können, wenn sie voll sind, sicher verschlossen werden und dürfen dann im Hausmüll entsorgt werden. Durch die Entsorgung in den speziellen Behältern ist gewährleistet, dass sich niemand an den Nadeln verletzen kann und auch kein Infektionsrisiko besteht.

6. Aufgabe

Lösung: 4

Sie dürfen den extrahierten Zahn in ein Papiertuch o. Ä. eingewickelt in den Hausmüll geben. Er sollte aus ethischen Gründen nicht sichtbar in einem durchsichtigen Müllbeutel liegen. Auch aufgrund der Infektionsprävention sollte er verpackt sein.

7. Aufgabe

Lösung: 1, 2

Sie entsorgen die Leuchtstoffröhre fachgerecht im Wertstoffhof oder im Sondermüll für schwermetallhaltige Stoffe.

Leuchtstoffröhren müssen aufgrund des enthaltenen Schwermetalls im Sondermüll entsorgt werden. Je nach Region kann auch der Wertstoffhof entsprechende Entsorgungsmöglichkeiten anbieten. Sie darf aber niemals einfach nur in den Hausmüll gegeben werden.

8. Aufgabe

- gefährlich
- nicht gefährlich

Die Abfälle werden in gefährlich und nicht gefährlich eingeteilt. Für gefährliche Abfälle gibt es spezielle Bestimmungen, nicht gefährliche können im Hausmüll entsorgt werden.

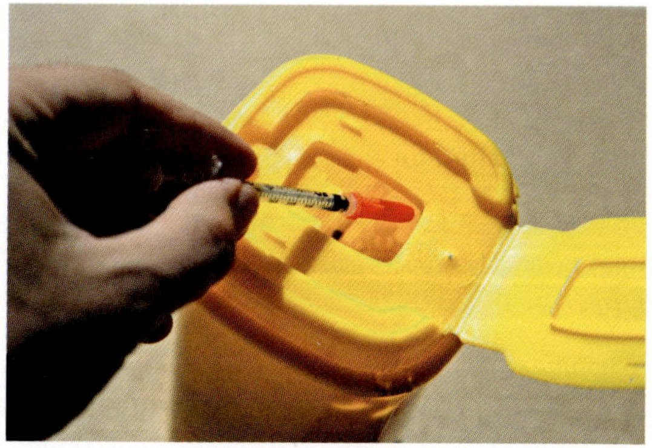

Prüfungsgebiet **Durchführen von Hygienemaßnahmen und Aufbereiten von Medizinprodukten**

Umwelthygiene

Situation zur 1. bis 3. Aufgabe
Ihre Praxis hat ein kleines Eigenlabor, in dem auch Modelle und Schienen hergestellt werden.

1. Aufgabe

Sie haben nach dem Ausgießen eines Modells noch einen Rest Gips übrig. Wie entsorgen Sie diesen richtig?

1　Wertstoffhof
2　Sondermüll
3　Hausmüll

2. Aufgabe

Wenn Sie Modelle trimmen, wird der Gipsstaub in dem Wasser der Schleifscheibe gebunden. Was machen Sie, damit diese Gipsschlacke nicht Ihre Abflussrohre verstopfen?

1　Sie nutzen einen Amalgamabscheider.
2　Sie nutzen einen Gipsabscheider.
3　Sie nutzen eine Sauganlage.
4　Sie nutzen einen Kompressor.

3. Aufgabe

Warum gelangt kein Gips in das Abwasser, wenn das Wasser des Trimmers durch einen Gipsabscheider läuft?

1　Der Gips setzt sich im Abscheider in verschiedenen Kammern ab.
2　Das Wasser fließt schneller als der Gips.
3　Der Gips ist zu schwer.

Prüfungsgebiet Durchführen von Hygienemaßnahmen und Aufbereiten von Medizinprodukten

Umwelthygiene

Erläuterungen und Lösungen

1. Aufgabe

Lösung: 3

Sie dürfen die Gipsreste dem Hausmüll zugeben. Hier sind keine umwelt-schädlichen oder gefährlichen Stoffe enthalten. Auch ein Verletzungs-und/oder Infektionsrisiko besteht nicht.

2. Aufgabe

Lösung: 2

Der Gipsabscheider ist an den Abfluss des Waschbeckens im Labor angeschlossen. Das Wasser läuft beim Trimmen in den Abfluss und durch den Gipsabscheider. Dieser hat verschiedene Kammern in unterschiedlicher Höhe. In diesen Kammern kann sich der Gipsstaub absetzen und nur das Wasser fließt in die Kanalisation. Der Gipsabscheider muss regelmäßig geleert werden, damit er nicht überläuft und zu riechen beginnt.
Der Inhalt des Gipsabscheiders darf in einem geschlossenen Beutel im Hausmüll entsorgt werden.

3. Aufgabe

Lösung: 1

Der Gips setzt sich im Abscheider in verschiedenen Kammern ab.
Der Abscheider hat vier verschiedene Kammern, die durch Trennwände unterteilt sind. Die Trennwände haben auf verschiedenen Höhen Schlitze, durch die das Wasser in die nächste Kammer gelangt, der Gips aber nach unten sackt. So kommt am Ende nur das Wasser in den Abfluss und der Gips bleibt im Abscheider. Der Abscheider sollte regelmäßig gereinigt werden, damit kein unangenehmer Geruch entsteht. Dies gilt besonders in Praxen, in denen der Abscheider nicht oft genutzt wird.

© Westermann Gruppe

Prüfungsgebiet Durchführen von Hygienemaßnahmen und Aufbereiten von Medizinprodukten

Umwelthygiene

Situation zur 1. bis 5. Aufgabe
Jeder Praxisinhaber ist dafür verantwortlich, dass alle Abfälle sachgerecht entsorgt werden.

1. Aufgabe

Welches Gerät benötigen Sie für die fachgerechte Entsorgung von quecksilberhaltigen Abfällen?

1 Sauganlage
2 Gipsabscheider
3 Amalgamabscheider
4 Salzanlage

2. Aufgabe

Warum benötigen Sie einen Amalgamabscheider, wenn Sie gar kein Amalgam mehr verarbeiten?

_____

_____

3. Aufgabe

Ihr Amalgamabscheider ist voll. Was machen Sie mit der vollen Kassette?

1 fest verschließen und in den Hausmüll geben
2 fest verschließen und im Wertstoffhof abgeben
3 Sie rufen bei einer Entsorgungsfirma für quecksilberhaltige Abfälle an und erteilen einen Abholauftrag.
4 Ihre Reinigungsfrau weiß, wo die Kassette entsorgt werden muss.

4. Aufgabe

Ihr Amalgamabscheider ist defekt und Sie bekommen einen neuen. Müssen Sie etwas Bestimmtes beachten? Begründen Sie.

_____

_____

_____

5. Aufgabe

Bei der Entfernung einer alten Amalgamfüllung brechen oftmals größere Stückchen heraus, die nicht eingesaugt werden. Wie entsorgen Sie diese?

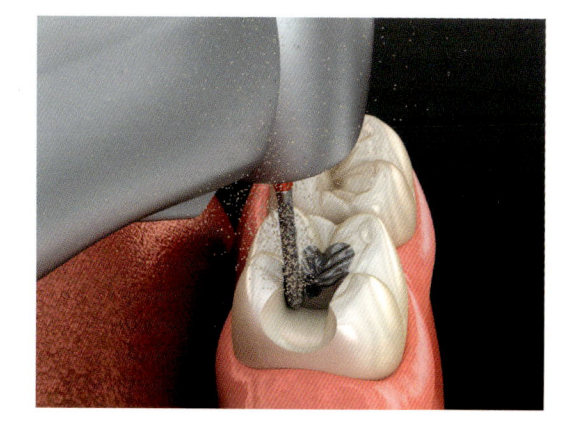

_____

_____

_____

59

Prüfungsgebiet Durchführen von Hygienemaßnahmen und Aufbereiten von Medizinprodukten

Umwelthygiene

Erläuterungen und Lösungen

1. Aufgabe

Lösung: 3
Zur fachgerechten Entsorgung von quecksilberhaltigen Stoffen benötigt die Praxis einen Amalgamabscheider. Dieser ist mit der Sauganlage verbunden. Alles, was durch die Sauger und das Speibecken im Behandlungszimmer fließt, kommt auch durch den Amalgamabscheider. Da das Amalgam schwerer ist, setzt sich dieses ab und der Rest fließt weiter.

2. Aufgabe

Der Abscheider wird auch bei der Entfernung von Amalgamfüllungen benötigt.

Im Amalgamabscheider werden die Reste von alten Füllungen gesammelt, welche bei der Entfernung der Füllungen entstehen.

3. Aufgabe

Lösung: 3
Es gibt Firmen, die auf die Entsorgung für spezielle Abfälle spezialisiert sind, so auch für quecksilberhaltige Abfälle. Dort beauftragen Sie eine Abholung. Bei der Abholung erhalten Sie eine Bestätigung. Diese sollten Sie sorgfältig aufbewahren, da diese als Nachweis für eine sachgerechte Entsorgung wichtig für die Praxis ist.

4. Aufgabe

Sie müssen bei der zuständigen Behörde Ihrer Region den Wechsel melden.

Jede Praxis muss den Betrieb eines Amalgamabscheiders bei der zuständigen Behörde melden. Sollte sich bei dem Gerät etwas ändern, z.B. Austausch wegen Defekt oder auch die Aufgabe einer Praxis oder ein Behandlerwechsel, muss dies der Behörde mitgeteilt werden. Hierfür ist das Installationsprotokoll ein Nachweis über die sicherheitstechnischen Kontrollen und der Gerätename sowie die Herstellernummer wichtig.

5. Aufgabe

Diese werden in einem verschließbaren Behälter mit Wasser gesammelt und auch der Entsorgungsfirma ausgehändigt.

Amalgamreste können in einem verschließbaren Behälter mit Wasser gesammelt werden. Wenn die Kassette abgeholt wird, können Sie diesen Behälter ebenfalls mitgeben.

© Westermann Gruppe

Prüfungsgebiet Durchführen von Hygienemaßnahmen und Aufbereiten von Medizinprodukten

Umwelthygiene

Situation zur 1. bis 3. Aufgabe
Sie haben sich vorgenommen, in der Praxis mehr auf Umweltschutz und Nachhaltigkeit zu achten.

1. Aufgabe

Nennen Sie drei Möglichkeiten, wie Sie in Ihrer Praxis ganz allgemein auf Nachhaltigkeit und Umweltschutz achten können.

- _____
- _____
- _____

2. Aufgabe

Sie bereiten das Behandlungszimmer für die nächste Patientin, den nächsten Patienten vor.
Wie können Sie hier sinnvoll nachhaltig arbeiten?

1 Geht nicht.
2 Sie arbeiten schon nachhaltig und müssen nichts weiter beachten.
3 Sie achten darauf, nur notwendige Einmalartikel vorzubereiten.
4 Sie achten darauf, dass die Menge der Einmalartikel sinnvoll ist.

3. Aufgabe

Ist es sinnvoll, die Mundspülbecher von Papier auf Glas umzustellen?
Begründen Sie Ihre Antwort.

_____
_____
_____
_____

Fortführung der Situation
Ihre Chefin möchte von Ihnen konkrete Vorschläge zur Nachhaltigkeit.

4. Aufgabe

Nennen Sie für jeden Bereich drei Möglichkeiten, nachhaltig zu arbeiten.

Sterilisationsraum

- _____
- _____
- _____

Rezeption

- _____
- _____
- _____

Behandlungszimmer

- _____
- _____
- _____

Prüfungsgebiet Durchführen von Hygienemaßnahmen und Aufbereiten von Medizinprodukten

Umwelthygiene

Erläuterungen und Lösungen

1. Aufgabe

- Licht aus, wenn niemand im Raum ist
- Heiztemperatur kontrollieren
- Fenster schließen, wenn die Heizung an ist – nur Stoßlüften
- Bewegungsmelder z. B. im Gang

Es ist in vielen Bereichen möglich, auf Nachhaltigkeit zu achten, nicht nur bei der Verwendung von Materialien, sondern auch beim Stromverbrauch, den Heizkosten, dem Wasserverbrauch u. v. m.

2. Aufgabe

Lösung: 3, 4

Sie müssen bei der Vorbereitung nicht vier verschiedene Pinselaufsätze vorbereiten, nur weil Sie nicht sicher sind, welche die Behandlerin bzw. der Behandler heute möchte. Sinnvoller ist es, die entsprechende Pinselspitze dann herauszuholen, wenn sicher ist, welche benutzt wird.
Alle Instrumente und Materialien, die vorbereitet sind, gelten als kontaminiert und müssen entsprechend aufbereitet werden.
Sie müssten alle Pinselspitzen entsorgen, auch wenn Sie nur eine benutzt haben. Das Gleiche gilt z. B. auch für Watterollen, Wattepellets u. Ä.
Diese liegen alle auf dem Schwebetisch. Sie können nach der Behandlung nicht einfach unbenutzte zurücklegen. Durch sinnvolles Vorbereiten können Sie nachhaltig arbeiten, da nur das tatsächlich entsorgt werden muss, was auch benötigt wurde.

3. Aufgabe

Ja, es kann dadurch sehr viel Müll eingespart werden. Der Mundspülbecher sollte aufgrund des Sprühnebels auch entsorgt werden, wenn die Patientin oder der Patient ihn nicht genutzt hat. Glasbecher können mit im Reinigungs- und Desinfektionsgerät aufbereitet und immer wieder verwendet werden.

4. Aufgabe

Sterilisationsraum:
- RDG (Reinigungs- und Desinfektionsgerät) nur einschalten, wenn er voll ist
- Reinigungsmittel korrekt dosieren
- Handtücher statt Papiertücher

Rezeption:
- Nur wirklich notwendige Formulare drucken
- Unterlagen an Kolleginnen und Kollegen per Mail
- Rechnungen und Kostenvoranschläge per Mail an Patienten/Patientinnen

Behandlungszimmer:
- Glas- oder Pappbecher statt Plastikbecher
- Mundschutz täglich wechseln, nur bei starker Verschmutzung öfter
- Scan statt Abformung

Die Liste der Aufzählungen ist endlos. Vielleicht haben Sie viele von diesen Dingen auch schon in der Praxis umgesetzt und sie sind in Ihrem Alltag bereits völlig normal. Prüfen Sie doch mal, ob Sie auch in Ihrer Praxis noch nachhaltiger arbeiten könnten.

© Westermann Gruppe

Prüfungsgebiet Empfangen und Aufnehmen von Patientinnen und Patienten — Praxisorganisation – Organisation des Ausbildungsbetriebes

Situation zur 1. bis 4. Aufgabe
Mit ihrer Kollegin Artiola unterhalten Sie sich in der Pause über das Gesundheitswesen. In der Schule lernen Sie gerade, dass es neben dem Dentalzentrum noch weitere Praxisformen gibt.

1. Aufgabe

1.1 Welche Organisationsformen von Arztpraxen kennen Sie? Nennen Sie **vier**!

- Einzelpraxis
- Praxisgemeinschaft
- Apparategemeinschaft
- Praxisklinik

1.2 Erklären Sie Artiola, was man unter einer Praxisgemeinschaft versteht.

Zusammenschluss mindestens zweier Zahnärzte. Sie nutzen zusammen die Einrichtung und Personal. Jeder hat seine eigene Pat. und rechnet unter seiner KZV-Abrechnungsnummer ab. Zudem sind mindestens zwei Namen im Praxisnamen enthalten.

1.3 Was ist jetzt der Unterschied zur Berufsausübungsgemeinschaft?

Bei Berufsausübungsgemeinschaft arbeiten die Ärzte zusammen, jeder Arzt kann alle Pat. behandeln und sie rechnen gemeinsam ab. Die haben nur ein KZV-Abrechnungsnummer, alle Einnahmen und alle Ausgaben werden gemeinsam getragen.

1.4 Wie ist es nun in einem medizinischen Versorgungszentrum?

Arbeiten verschiedene Vertragsärzte sowie angestellte Ärzte mit u. U. unterschiedlichen Fachrichtungen zusammen unter einem Dach. Sie rechnen zusammen ab.

2. Aufgabe

In welche drei Ebenen gliedert sich das öffentliche Gesundheitswesen?

Bundesebene, Landesebene, Stadt-/Kreisebene

3. Aufgabe

Welche Institutionen können der jeweiligen Ebene zugeordnet werden?

Institution		Ebene
Robert-Koch-Institut	1	1 Bundesebene
Friedrich-Löffler-Institut	1	2 Landesebene
Organisation der Rettungsdienste	2	3 Kreisebene
Aufsicht über Arzt-, Zahnarzt- und Tierarztpraxen	2	
Bundesinstitut für Arzneimittel und Medizinprodukte	1	
Kreisgesundheitsamt	3	

4. Aufgabe

Erläutern Sie den Begriff „öffentlicher Gesundheitsdienst".

die Zusammenfassung aller Gesundheitsbehörden auf Bundes-, Landes-, Kreisebene

Prüfungsgebiet **Empfangen und Aufnehmen von Patientinnen und Patienten**

Praxisorganisation – Organisation des Ausbildungsbetriebes

Erläuterungen und Lösungen

1. Aufgabe

1.1 • Einzelpraxis
 • Praxisgemeinschaft
 • Apparategemeinschaft
 • Berufsausübungsgemeinschaft
 • Praxisklinik
 • Medizinisches Versorgungszentrum

1.2 Unter einer Praxisgemeinschaft versteht man den Zusammenschluss mindestens zweier (Zahn-)Ärztinnen bzw. -Ärzte. Sie nutzen gemeinsam die Einrichtung und das Personal. Jeder hat jedoch seine „eigenen" Patientinnen und Patienten und rechnet unter seine KZV-Abrechnungsnummer ab. Somit erfolgt die Abrechnung getrennt. Zudem sind mindestens zwei Namen im Praxisnamen enthalten.

1.3 Im Vergleich zur Praxisgemeinschaft arbeiten die (Zahn-)Ärztinnen und -Ärzte bei der Berufsausübungsgemeinschaft zusammen. Jede (Zahn-)Ärztin bzw. jeder -Arzt kann alle Patientinnen und Patienten behandeln und sie rechnen gemeinsam ab.
Die Berufsausübungsgemeinschaft hat nur eine KZV-Abrechnungsnummer. Alle Einnahmen und alle Ausgaben werden gemeinsam getragen.

1.4 Im Medizinischen Versorgungszentrum arbeiten verschiedene Vertragsärztinnen und -ärzte sowie angestellte Ärztinnen und Ärzte mit u. U. unterschiedlichen Fachrichtungen zusammen unter einem Dach.
Sie rechnen gemeinsam ab.

2. Aufgabe

Das öffentliche Gesundheitswesen gliedert sich in 3 Ebenen:
• Bundesebene
• Landesebene
• Stadt-/Kreisebene

3. Aufgabe

Lösung: 1, 1, 2, 2, 1, 3

4. Aufgabe

Unter dem öffentlichen Gesundheitsdienst versteht man die Zusammenfassung aller Gesundheitsbehörden auf Bundes-, Landes- und Kreisebene.

Prüfungsgebiet Empfangen und Aufnehmen von Patientinnen und Patienten — Verschwiegenheitspflichten und berufsrechtliche Vorgaben – Behandlungsvertrag

Situation
Den Behandlungen im Dentalzentrum an der Isar liegen Behandlungsverträge zugrunde.

1. Aufgabe

1.1 Nennen Sie vier Situationen, die zu einem Behandlungsvertrag führen.

- die Patient erhält einen Termin
- die Patient legt eGK vor
- die Behandlung erfolgt
- die Praxis einem Hausbesuch zustimmt

1.2 Welche Aussagen zum Behandlungsvertrag sind richtig? [1] [5] [2]

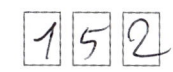

① Vertragszahnärzte und -ärztinnen sind verpflichtet, gesetzlich Krankenversicherte zu behandeln.

② Der Behandlungsvertrag endet mit dem Quartalsende oder dem Behandlungsende.

3 Bei Kassenpatient/-innen sind die Zahnärztin bzw. der Zahnarzt und die GKV die Vertragspartner.

4 die Zahnärztin bzw. der Zahnarzt ist gegenüber der GKV von der Schweigepflicht entbunden.

⑤ Die Zahnärztin bzw. der Zahnarzt ist zur Dokumentation der Behandlung verpflichtet.

1.3 Nennen Sie die Pflichten aus dem Behandlungsvertrag.

Pflichten der Zahnärztin/des Zahnarztes bzw. des Praxispersonals	
Behandlungspflicht	Honorarpflicht
Aufklärungspflicht	Einwilligungspflicht
Schweigepflicht	Termine einhalten
Abrechnungpflicht	Mitwirkungspflicht
Haftpflicht	
Meldepflicht	

Pflichten der Patientinnen und Patienten	

1.4 Ordnen Sie zu, welche Pflicht aus dem Behandlungsvertrag betroffen ist.

Situation	Pflicht
Herr Bär erhält ein Antibiotikum. Nach zwei Tagen geht es ihm deutlich besser und er setzt die Einnahme ab.	Mitwirkungspflicht
Die ZFA klärt Frau Wissnut über die Komplikationen einer WSR auf.	Aufklärungspflicht
Frau Morgentau weigert sich, die Liquidation ihres Implantates zu bezahlen.	Honorarpflicht
Die ZFA trägt die Therapiemaßnahmen in die Patientenkartei ein.	Dokumentationpflicht

1.5 Erläutern Sie die Bezeichnung „Lege artis".

Das alle Behandlungen nach dem aktuellen Stand der Wissenschaft zu erfolgen haben. Sich an diese Regel zu halten, gehört zur Sorgfaltspflicht einer Zahnarzt.

1.6 Nennen Sie die Punkte, die von der Zahnärztin bzw. vom Zahnarzt dokumentiert werden müssen.

- Diagnose
- Ergebnisse der Diagnose
- Maßnahmen der Therapie
- Verordnung über Medikamente

Prüfungsgebiet Empfangen und Aufnehmen von Patientinnen und Patienten | Verschwiegenheitspflichten und berufsrechtliche Vorgaben – Behandlungsvertrag

Erläuterungen und Lösungen

1. Aufgabe

1.1 Der Behandlungsvertrag kommt zustande, wenn
- die Patientin/der Patient einen Termin erhält.
- die Patientin/der Patient die eGK vorlegt.
- die Behandlung erfolgt.
- die Praxis einem Hausbesuch zustimmt.

1.2 Lösung: 1, 2, 5

Gegenüber der gesetzlichen Krankenkasse besteht für den Zahnarzt bzw. die Zahnärztin zunächst keine Auskunftspflicht. Die GKV hat jedoch die Möglichkeit, in Einzelfällen eine Auskunft zu verlangen. Anders sieht es mit der Datenübermittlung an die KZV aus. Hier besteht eine Übermittlungspflicht.

1.3

Pflichten des Zahnarztes/der Zahnärztin bzw. des Praxispersonals	Pflichten der Patient/-innen
• Behandlungspflicht	• Mitwirkungspflicht
• Aufklärungspflicht	• Honorarpflicht
• Einwilligung einholen	• Offenbarungspflicht
• Schweigepflicht	• Einwilligungspflicht
• Dokumentationspflicht	• Termine einhalten
• Abrechnungspflicht	
• Meldepflicht	
• Haftpflicht	
• Sorgfaltspflicht	

1.4

Situation	Pflicht
Herr Bär erhält ein Antibiotikum. Nach zwei Tagen geht es ihm deutlich besser und er setzt die Einnahme ab.	Mitwirkungspflicht Der Patient ist angehalten, alle empfohlenen Maßnahmen einzuhalten, um einen Therapieerfolg zu erreichen.
Die ZFA klärt Frau Wissnut über die Komplikationen einer WSR auf.	Aufklärungspflicht Die Aufklärung muss durch Personen erfolgen, die über das nötige medizinische Fachwissen verfügen. Die Delegation an nicht (zahn-)ärztliches Personal ist unzulässig.
Frau Morgentau weigert sich, die Liquidation ihres Implantates zu bezahlen.	Honorarpflicht
Die ZFA trägt die Therapiemaßnahmen in die Patientenkartei ein.	Dokumentationspflicht

1.5 „Lege artis" bedeutet: nach den geltenden wissenschaftlichen Regeln der (zahn-)ärztlichen Kunst. Damit ist gemeint, dass alle Behandlungen nach dem aktuellen Stand der Wissenschaft zu erfolgen haben. Sich an diese Regeln zu halten, gehört zur Sorgfaltspflicht einer Zahnärztin bzw. eines Zahnarztes.

1.6 Dokumentiert werden müssen:
- Ergebnisse der Diagnostik
- Diagnosen
- Maßnahmen der Therapie
- Verordnungen über Medikamente

Prüfungsgebiet Empfangen und Aufnehmen von Patientinnen und Patienten Verschwiegenheitspflichten und berufsrechtliche Vorgaben – Behandlungsvertrag

Fortführung der Situation
Eine Pflicht, die sich aus dem Behandlungsvertrag ergibt, ist die Schweigepflicht. Stellen Sie die wichtigsten Informationen über diese Pflicht zusammen.

2. Aufgabe

2.1 Erklären Sie das Ziel der Schweigepflicht.

– Ein Vertrauensverhältnis zu seinem Gegenüber zu ermöglichen und einen besonderen Schutzraum zu schaffen

2.2 Nennen Sie vier Personengruppen, die der gesetzlichen Schweigepflicht unterliegen.

Psychologen
Personen in Beratungsstellen
Steuerberater
Rechtsanwälte

2.3 Nennen Sie die Folgen einer Pflichtverletzung.

Wird nach dem Strafgesetzbuch mit einer Geld- oder Freiheitsstrafe bis zu einem Jahr geahndet

2.4 Nennen Sie die Grenzen der Schweigepflicht.

bei der Übermittlung der Abrechnungsdaten an die KZV
zum Schutz vor Gefahren / Verbrechen

2.5 Welche Aussagen zur Schweigepflicht sind korrekt?   3 4 6 1

1. Der KZV müssen Daten zur Wirtschaftlichkeitsprüfung zur Verfügung gestellt werden.
2. Die ZFA darf der Versicherung ohne Zustimmung der Patientinnen und Patienten Auskunft über den Mundhygienestatus geben.
3. Über die finanzielle und persönliche Lage der Patientinnen und Patienten muss geschwiegen werden.
4. Fährt eine Patientin bzw. ein Patient trotz Verkehrsuntüchtigkeit ihren Pkw, hat die ZFA das Recht, dies zu melden.
5. Für die Meldungen nach dem IfSG muss vorab eine Entbindung von der Schweigepflicht durch die betroffene Person erfolgen.
6. Die Verschwiegenheitspflicht besteht auch nach Beendigung der Tätigkeit in der Zahnarztpraxis und nach Tod der Patientin/des Patienten.

Situation
Herr Morgentau kommt mit Beschwerden in das Dentalzentrum. Der Zahn 26 wurde endodontologisch versorgt. Frau Dr. Mrosek klärt Herrn Morgentau über die Möglichkeit einer Wurzelspitzenresektion auf.

3. Aufgabe

3.1 Nennen Sie die Aspekte, über die aufgeklärt werden muss.

Diagnose | Aufklärung über die Kosten
Krankheitsverlauf | Komplikationen
Alternative

3.2 Erklären Sie, warum die Aufklärung vor jeder Behandlung erfolgen muss.

Ist nur dann rechtmäßig, wenn die behandelnde Zahnärztin sachmäßig aufgeklärt hat und der die Pat. die Einwilligung in die Maßnahme erteilt

Prüfungsgebiet **Empfangen und Aufnehmen von Patientinnen und Patienten** Verschwiegenheitspflichten und berufsrechtliche Vorgaben – Behandlungsvertrag

Erläuterungen und Lösungen

2. Aufgabe

2.1 Das Ziel der Schweigepflicht ist, ein Vertrauensverhältnis zu seinem Gegenüber zu ermöglichen und einen besonderen Schutzraum zu schaffen.

2.2 Unter die Schweigepflicht fallen:
- Personen, die in Heilberufen arbeiten
- Psychologinnen und Psychologen
- Personen in Beratungsstellen
- Personen, die bei Abrechnungsstellungen und Versicherungen arbeiten
- Rechtsanwältinnen und Rechtsanwälte
- Steuerberaterinnen und Steuerberater

2.3 Die Verletzung der Verschwiegenheitspflicht wird nach dem Strafgesetzbuch mit einer Geld- oder Freiheitsstrafe bis zu einem Jahr geahndet.

2.4 Eine Entbindung von der Schweigepflicht besteht
- bei meldepflichtigen Erkrankungen nach dem IfSG.
- bei der Übermittlung der Abrechnungsdaten an die KZV.
- zum Schutz vor Gefahren/Verbrechen.

Erzählt eine Patientin bzw. ein Patient beispielsweise von einem geplanten Verbrechen, muss diese Information zur Anzeige gebracht werden (Anzeigepflicht).

2.5 Lösung: 1, 3, 4, 6

3. Aufgabe

3.1 Die Aufklärungspflicht umfasst:
- Diagnose
- Krankheitsverlauf
- Art, Umfang und Ziel der therapeutischen Maßnahmen
- Aufklärung über die Kosten und die Kostenübernahme durch die Versicherung
- Alternativen
- Verhaltensmaßnahmen

3.2 Eine zahnärztliche Maßnahme ist nur dann rechtmäßig, wenn die behandelnde Zahnärztin bzw. der behandelnde Zahnarzt sachgemäß aufgeklärt hat und der die Patientin bzw. Patient die Einwilligung in die Maßnahmen erteilt.
Wird eine Behandlung ohne sachgemäße Aufklärung und ohne die Einwilligung der Patientin bzw. des Patienten durchgeführt, wird dies als Körperverletzung gewertet.

Prüfungsgebiet Empfangen und Aufnehmen von Patientinnen und Patienten — Verschwiegenheitspflichten und berufsrechtliche Vorgaben – Behandlungsvertrag

Situation
Herr Müller ist sauer. Der Zahn 26 wurde gerade erst endodontologisch versorgt und er hat wieder Schmerzen. Jetzt muss eine Wurzelspitzenresektion durchgeführt werden. Muss Frau Dr. Mrosek nicht dafür haften? Stellen Sie die Regelungen zur Haftung dar.

4. Aufgabe

4.1 Definieren Sie den Begriff Haftung.

– In einem Schadensfall die Verantwortung zu übernehmen

4.2 Nennen Sie die verschiedenen Arten von Behandlungsfehlern.

Fehler bei Diagnose und Therapie
Verletzung der Sorgepflicht
Verstoß gegen geltende, wissenschaftliche Erkenntnisse

4.3 Unterscheiden Sie zwischen vertraglicher und gesetzlicher Haftung.

Die vertragliche Haftung ergibt sich aus dem Behandlungsvertrag, die gesetzliche Haftung ist die Delikthaftung. Sie greift, wenn es zu unerlaubten Handlungen gekommen ist.

Situation
Beim Anfärben der Plaque fällt der ZMP Maja das Wattekügelchen mit der Einfärbelösung auf den Pullover der kleinen Marie.

5. Aufgabe

5.1 Erläutern Sie, wer für den entstandenen Schaden haftet.

Die Maja gilt als Erfüllungsgehilfin der Zahnarztpraxis, die Haftung übernimmt die beauftragende Zahnärzte.

5.2 Nennen Sie die drei Fälle, in denen die ZMP Maja persönlich haftbar ist.

- fahrlässige Handlung
- vorsätzliche Handlung
- widerrechtliche Handlung

5.3 Entscheiden Sie, in welchen Situationen die bzw. der ZFA haftbar gemacht werden kann. ☑ 1 ☐ 3 ☑ 4

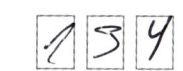

(1) Die bzw. der ZFA vergisst das Anlegen der Bleischürze bei der Röntgenaufnahme.

2 Bei der Aufbereitung der Instrumente bricht eine Sonde ab.

(3) Die bzw. der ZFA schreibt in die falsche Patientenakte.

(4) Im Anschluss an die Sterilisation werden die Instrumente ohne Begutachtung freigegeben.

5.4 Nennen Sie drei Handlungen, bei denen sich die bzw. der ZFA strafbar macht.

- Körperverletzung
- unterlassene Hilfeleistung
- Verletzung der Schweigepflicht

Prüfungsgebiet Empfangen und Aufnehmen von Patientinnen und Patienten   Verschwiegenheitspflichten und berufsrechtliche Vorgaben – Behandlungsvertrag

Erläuterungen und Lösungen

4. Aufgabe

4.1 Unter Haftung versteht man, in einem Schadensfall die Verantwortung zu übernehmen.

4.2 Behandlungsfehler können sein:
- Fehler bei der Diagnose und Therapie
- Verstoß gegen geltende, wissenschaftliche Erkenntnisse
- Verletzung der Sorgfaltspflicht
- Überschreiten der Grenzen der (zahn-)ärztlichen Behandlungsfreiheit

4.3 Die vertragliche Haftung ergibt sich aus dem Behandlungsvertrag, die gesetzliche Haftung ist die Deliktshaftung. Sie greift, wenn es zu unerlaubten Handlungen gekommen ist.

5. Aufgabe

5.1 Die ZMP Maja hat im Auftrag der von Frau Dr. Mrosek gehandelt. Sie gilt als Erfüllungsgehilfin der Zahnarztpraxis, die Haftung übernimmt die beauftragende Zahnärztin bzw. der beauftragende Zahnarzt.

5.2 Die ZMP Maja ist persönlich haftbar zu machen bei:
- widerrechtlicher Handlung (z. B. Durchführung von Maßnahmen, die nicht delegiert wurden)
- vorsätzlicher Handlung (mit Absicht)
- fahrlässiger Handlung (fehlende Sorgfalt)

5.3 Lösung: 1, 3, 4

5.4 Die bzw. der ZFA macht sich strafbar bei
- Körperverletzung.
- unterlassener Hilfeleistung.
- Verletzung der Schweigepflicht.

> **Merke**
>
> Der Behandler bzw. die Behandlerin muss sich an die aktuellen Regeln der zahnärztlichen Wissenschaft (Lege artis) halten. Verstößt er oder sie gegen diese oder arbeitet nicht mit der notwendigen Sorgfalt, kann es zu gesundheitlichen Schäden des Patienten bzw. der Patientin kommen. Es liegt dann ein Behandlungsfehler vor!
>
> Es lassen sich folgende Arten von Behandlungsfehlern unterscheiden:
> - Fehlerhafte Diagnose
> - Fehler bei der Therapie
> - Verletzung der Sorgfaltspflicht
> - Verletzung gegen die Lege artis
>
> Delegiert der Behandler bzw. die Behandlerin die Leistungen an einen/eine ZFA, trägt er bzw. sie dennoch die Gesamtverantwortung.

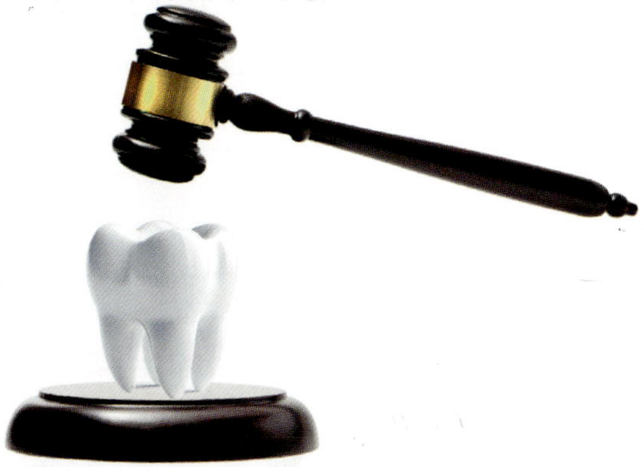

© Westermann Gruppe

Prüfungsgebiet Empfangen und Aufnehmen von Patientinnen und Patienten — Verschwiegenheitspflichten und berufsrechtliche Vorgaben – Behandlungsvertrag

Situation
Im Dentalzentrum an der Isar gehört es zum Tagesgeschäft, Daten einzugeben, zu sichern und zu pflegen. Beachten Sie die Grundlagen des Datenschutzes.

6. Aufgabe

6.1 Erklären Sie, was personenbezogene Daten sind.

Sind Angaben über die persönliche und materiellen Verhältnisse einer Person, wie z.B. Name, Anschrift, Geburtsdatum, Krankheiten. Diese Daten unterliegen einem besonderen Datenschutz unabhängig vom Status der Person.

6.2 Nennen Sie die gesetzlichen Grundlagen für den Datenschutz in der Zahnarztpraxis.

dem Bundesdatenschutzgesetz (BDSG)
der Berufsordnung
dem Strafgesetzbuch (StGB)
den Grundgesetzartikel

6.3 Erstellen Sie eine Checkliste für den Datenschutz in der Anmeldung.

Funktionsbereich: Anmeldung
Maßnamen: keine offene Patientendaten
Bildschirm außerhalb des Blickfelds der Pat.
Passwortabfrage
keine Pat.namen am Telefon nennen
leise sprechen

Akte ordnungsgemäß vernichten
Daten nur verschlüsselt elektronisch versenden

6.4 Nennen Sie die Rechte von Patientinnen und Patienten in Bezug auf ihre Daten.

Auskunftrecht
R. auf Benachrichtigung über gespeicherte Daten
R. a. Sperrung zweifelhafter Daten

6.5 Erläutern Sie Maßnahmen zum Schutz vor Datenverlust.

Virenschutzprogramme
Datensicherung auf externen Festplatten, Clouds.
besondere Vorsicht bei Internetclouds, fremden Datenträger

6.6 Erläutern Sie, warum die Patientin bzw. der Patient nicht die sofortige Löschung aller personenbezogenen Daten verlangen kann.

Der Zahnarzt ist verpflichtet, sich an die gesetzlichen Aufbewahrungsfristen zu halten. Die Daten können erst nach der jeweiligen Frist gelöst werden.

6.7 Geben Sie die Aufbewahrungsfristen der folgenden Unterlagen an.

Unterlagen	Aufbewahrungsfrist
Patientenakte	10 Jahre (ab Behandlungsende)
Aufzeichnungen über Röntgenuntersuchungen (Volljährige)	10 Jahre (ab Rö-datum)
Aufzeichnungen über Röntgenuntersuchungen (Minderjährige)	bis zum 28. Lebensjahr
Durchschriften von AU-Bescheinigungen	1 Jahr ab Aufstellung
Werbeprospekte	keine

Prüfungsgebiet **Empfangen und Aufnehmen von Patientinnen und Patienten**   Verschwiegenheitspflichten und berufsrechtliche Vorgaben – Behandlungsvertrag

Erläuterungen und Lösungen

6. Aufgabe

6.1 Personenbezogene Daten sind Angaben über die persönlichen und materiellen Verhältnisse einer Person, wie z. B. Name, Anschrift, Geburtsdatum, Krankheiten. Diese Daten unterliegen einem besonderen Datenschutz, unabhängig vom Status der Person (Persönlichkeitsschutz).

6.2 Der Datenschutz in der Zahnarztpraxis basiert auf
- dem Bundesdatenschutzgesetz (BDSG),
- der Berufsordnung,
- dem Strafgesetzbuch (StGB),
- dem Grundgesetz Artikel 2 (Recht auf informationelle Selbstbestimmung).

6.3 Funktionsbereich Anmeldung
Maßnamen:
- keine offenen Patientendaten (Schreibtisch, Karteikarten, eGK)
- Bildschirm außerhalb des Blickfeldes der Patient/-innen
- Passwortabfrage
- keine Patientennamen am Telefon nennen
- Distanzzone einrichten
- leise sprechen
- Akten ordnungsgemäß vernichten
- Anmeldung als separater Raum, Tür schließen
- Daten nur verschlüsselt elektronisch versenden

6.4 Die Patientinnen und Patienten haben
- Auskunftsrecht.
- Recht auf Benachrichtigung über gespeicherte Daten.
- Recht auf Berichtigung falscher Daten.
- Recht auf Sperrung zweifelhafter Daten.
- Recht auf Löschung nicht mehr benötigter Daten.

6.5 Schutz vor Datenverlust erfolgt durch
- Datensicherung auf externen Festplatten, Clouds, USB-Sticks.
- Virenschutzprogramme.
- besondere Vorsicht bei: Internetdownloads, verdächtigen E-Mails, fremden Datenträgern.

6.6 Der Zahnarzt bzw. die Zahnärztin ist verpflichtet, sich an die gesetzlichen Aufbewahrungsfristen zu halten. Die Daten können erst nach der jeweiligen Frist gelöscht werden.

6.7

Patientenakte	10 Jahre (ab Behandlungsende)
Aufzeichnungen über Röntgenuntersuchungen (Volljährige)	10 Jahre (ab Röntgendatum)
Aufzeichnungen über Röntgenuntersuchungen (Minderjährige)	bis zum 28. Lebensjahr
Durchschriften von AU-Bescheinigungen	1 Jahr (ab Ausstellung)
Werbeprospekte	keine

© Westermann Gruppe

Prüfungsgebiet Empfangen und Aufnehmen von Patientinnen und Patienten — Verschwiegenheitspflichten und berufsrechtliche Vorgaben – Behandlungsvertrag

Situation
Das Wartezimmer im Dentalzentrum ist heute voll. Zum Glück können einige Tätigkeiten, wie z. B. die Anfertigung von Röntgenaufnahmen von der bzw. dem ZFA übernommen werden.

7. Aufgabe

7.1 Erläutern Sie, welche Voraussetzungen für die Delegation von zahnärztlichen Leistungen erfüllt sein müssen.

Die ZFA muss fachlich & persönlich geeignet sein
Die Leistungen werden angeordnet
Der Zahnarzt überwacht & kontrolliert die Ausführung
der Zahnarzt ist in Rufnähe
der Pat. ist bewusst, dass die Leistung delegiert wurde

7.2 Nennen Sie Tätigkeiten, die zu den persönlichen Leistungen der Zahnärztin bzw. des Zahnarztes gehören.

- Diagnostik und Diagnose
- Aufklärung
- Planung der Therapie und Therapiealternative
- Injektionen
- Operationen
- Invasive Eingriffe

7.3 Nennen Sie vier Leistungen, die bei fachlicher und persönlicher Eignung delegiert werden dürfen.

Situationsabformungen
Kariespräventive Maßnahme wie Indizes, Fluoridierung
Maßnahmen im konservierenden und prothetischen Bereich wie relative und absolute Trockenlegung.

7.4 Nennen Sie die Personengruppe, an die keine zahnärztlichen Leistungen delegiert werden dürfen.

Auszubildende zur ZFA
- Fremde

7.5 Prüfen Sie, ob in folgenden Situationen eine Delegation zulässig ist.

- [X] 1 Die ZFA Rhianna klärt Hr. M. über die anstehende Wurzelspitzenresektion auf.
- [X] 2 Die Auszubildende Artiola fertigt ein Röntgenbild an.
- [3] Die ZMP Sonja berät Fr. S. zu zahngesunder Ernährung. ✓
- [4] Die ZFA Doreen führt eine Belagsanfärbung durch. ✓
- [5] Die ZMP Sonja entfernt harte und weiche Zahnbeläge, supragingival. ✓

Prüfungsgebiet **Empfangen und Aufnehmen von Patientinnen und Patienten**

Verschwiegenheitspflichten und berufsrechtliche Vorgaben – Behandlungsvertrag

Erläuterungen und Lösungen

7. Aufgabe

7.1 Leistungen können delegiert werden, wenn folgende Punkte erfüllt sind:

- Die bzw. der ZFA muss fachlich und persönlich geeignet sein (Entscheidung liegt bei der Zahnärztin bzw. beim Zahnarzt).
- Die Leistungen werden angeordnet.
- Die Zahnärztin bzw. der Zahnarzt überwacht und kontrolliert die Ausführung.
- Die Zahnärztin bzw. der Zahnarzt ist in Rufnähe.
- Der Patientin bzw. dem Patienten ist bewusst, dass die Leistung delegiert wurde.

7.2 Folgende zahnärztliche Leistungen müssen von der Zahnärztin bzw. vom Zahnarzt persönlich erbracht werden:

- Diagnostik und Diagnose
- Aufklärung
- Planung der Therapie und Therapiealternativen
- Invasive Eingriffe
- Injektionen
- Operationen

7.3 Delegiert werden können z. B.:

- Kariespräventive Maßnahmen wie Indizes, Fluoridierungen, Fissurenversiegelungen
- Maßnahmen im konservierenden und prothetischen Bereich wie relative und absolute Trockenlegung, Legen und Entfernen provisorischer Verschlüsse/provisorischer Kronen und Brücken
- Situationsabformungen

7.4 Auszubildende zur/zum ZFA

> **Hinweis**
>
> *Die Zahnärztin bzw. der Zahnarzt muss individuell prüfen, ob eine bzw. ein ZFA fachlich und persönlich geeignet ist, behandlungsbegleitende Hilfstätigkeiten zu übernehmen.*
> *Die Patientin bzw. der Patient muss über die Delegation informiert werden.*
> *Die Zahnärztin bzw. der Zahnarzt muss die Tätigkeit überwachen und kontrollieren. Dafür muss sie bzw. er in Rufnähe sein.*
>
> *Nicht delegiert werden dürfen:*
> *Tätigkeiten, die besondere zahnmedizinische Kenntnisse erfordern, wie:*
> *Diagnostik/Diagnose, Aufklärungen, Planungen, Eingriffe/Operationen*

7.5 Lösung: 3, 4, 5 zulässig
　　　　　1, 2 unzulässig

Aufklärungen müssen zwingend von der Zahnärztin bzw. dem Zahnarzt erbracht werden. Eine Aufklärung durch die ZFA hat keinen Rechtsbestand. Röntgenaufnahmen dürfen nur auf Anweisungen einer Person durchgeführt werden, die die Fachkunde im Strahlenschutz besitzt (Zahnärztin/Zahnarzt). Die Erstellung von Röntgenaufnahmen darf nur von Personen mit Kenntnissen im Strahlenschutz (abgeschlossene Ausbildung und erworbener Röntgenschein*) erfolgen.

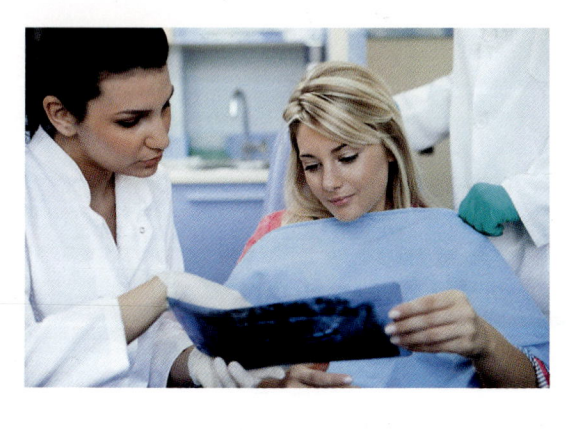

*die Regularien zum Erwerb des Röntgenscheins variieren von Bundesland zu Bundesland.

Prüfungsgebiet Empfangen und Aufnehmen von Patientinnen und Patienten

Patientinnen und Patienten individuell betreuen – Terminplanung

> **Situation**
> Im Dentalzentrum an der Isar ist es in der Vergangenheit öfter zu längeren Wartezeiten und Terminverschiebungen gekommen. Bei der Teambesprechung wird eine neue Planungsstruktur erarbeitet.

1. Aufgabe

1.1 Nennen Sie die Ziele einer optimalen Terminplanung.

— Verringert die Wartezeit und führt dadurch zu einer höheren Patientenzufriedenheit

1.2 Unterscheiden Sie die folgenden Formen von Sprechstunden und nennen Sie die jeweiligen Vorteile.

Form	Offene Sprechstunde	Halboffene Sprechstunde	Terminsprechstunde
Beschreibung	Pat. kommen ohne vorherige Terminabsprache in die Praxis	Mischung aus offener und Terminsprechstunde	Für jede Behandlung wird ein fester Termin vereinbart
Vorteile	Neue Pat. Pat.besuch nicht von Arzt abhängig	Kurze Wartezeit, weniger Stress durch Planung, Sicherheit	Gleichmäßige Auslastung über den Tag und die Woche hinweg

1.3 Welche Struktur der Sprechstunde ist für die Zahnarztpraxis besonders geeignet. Entscheiden Sie sich für eine Form und begründen Sie Ihre Entscheidung.

_____

1.4 Nennen Sie drei Aspekte, die bei der Terminplanung berücksichtigt werden müssen.

Art und Dauer der Behandlung
Verfügbarkeit der benötigten Behandlungsräume
Besonderheiten der Pat. (z.B. Arzneimitteleinnahme)

1.5 Erstellen Sie einen Ablaufplan für die Terminvergabe.

_____

1.6 Erläutern Sie die Funktion von Pufferzeiten.

Werden eingesetzt, um die festgelegten Termine einhalten zu können. Eine Behandlung wird im Terminplan mit ein paar Minuten Reserve eingeplant, falls es zu Verzögerungen kommt.

Prüfungsgebiet Empfangen und Aufnehmen von Patientinnen und Patienten

Patientinnen und Patienten individuell betreuen – Terminplanung

Erläuterungen und Lösungen

1. Aufgabe

1.1 Eine optimale Terminplanung verringert die Wartezeit und führt dadurch zu einer höheren Patientenzufriedenheit.

1.2

Form	Offene Sprechstunde	Halboffene Sprechstunde	Terminsprechstunde
Beschreibung	• Patient/-innen kommen ohne vorherige Terminabsprache in die Praxis	• Mischung aus offener und Terminsprechstunde	• Für jede Behandlung wird ein fester Termin vereinbart
Vorteile	• Mehr Patient/-innen • keinen Freilauf durch verpasste Termine	• Kurze Wartezeiten • weniger Stress durch Planungssicherheit	• Gleichmäßige Auslastung über den Tag und die Woche hinweg • Vorbereitung möglich, weniger Stress

1.3 Je nach Gewichtung ist die Terminsprechstunde oder die halboffene Sprechstunde (z. B. mit frei wählbaren Zeiten für Schmerzpatientinnen/-patienten) für die Zahnarztpraxis am geeignetsten.
Der zeitliche Umfang der einzelnen Behandlungen (01 oder Füllung) ist recht unterschiedlich. Die Terminsprechstunde führt somit zur Reduktion der Wartezeit.

1.4 Zu berücksichtigen sind:
- Art und Dauer der Behandlung
- Verfügbarkeit der benötigten Behandlungsräume
- Besonderheiten der Patient/-innen (z. B. Arzneimitteleinnahme)
- ggfs. Geschäftszeiten des Labors (z. B. bei der Weiterbearbeitung von Abdrücken)

1.5

Ablaufplan für die Terminvergabe

↓

Anliegen klären
(Warum benötigt die Patientin einen Termin?)

↓

Schmerzbehandlung?

→ (ja)

Patient/-innen sofort einbestellen

↓

GKV-Patient/-innen an die eGK erinnern.

→ (nein)

Wünsche des Patienten erfragen

↓

Terminplanung der Praxis berücksichtigen (Urlaub, Behandlungsdauer)

↓

Termin festlegen und notieren

↓

GKV-Patient/-innen an die eGK erinnern, Terminzettel mitgeben bzw. Termin wiederholen.

1.6 Pufferzeiten werden eingesetzt, um die festgelegten Termine einhalten zu können. **Eine Behandlung wird im Terminplan mit ein paar Minuten Reserve eingeplant, falls es zu Verzögerungen kommt.**

Prüfungsgebiet Empfangen und Aufnehmen von Patientinnen und Patienten

Patientinnen und Patienten individuell betreuen – Postbearbeitung

Situation
Die Auszubildende Mariana ist heute in der Anmeldung eingesetzt. Als erste Aufgabe darf sie die Post sortieren. Mariana ist verunsichert. Worauf muss sie beim Sortieren achten?

1. Aufgabe

1.1 Beschriften Sie das Ablaufdiagramm für die Bearbeitung der eingehenden Post.

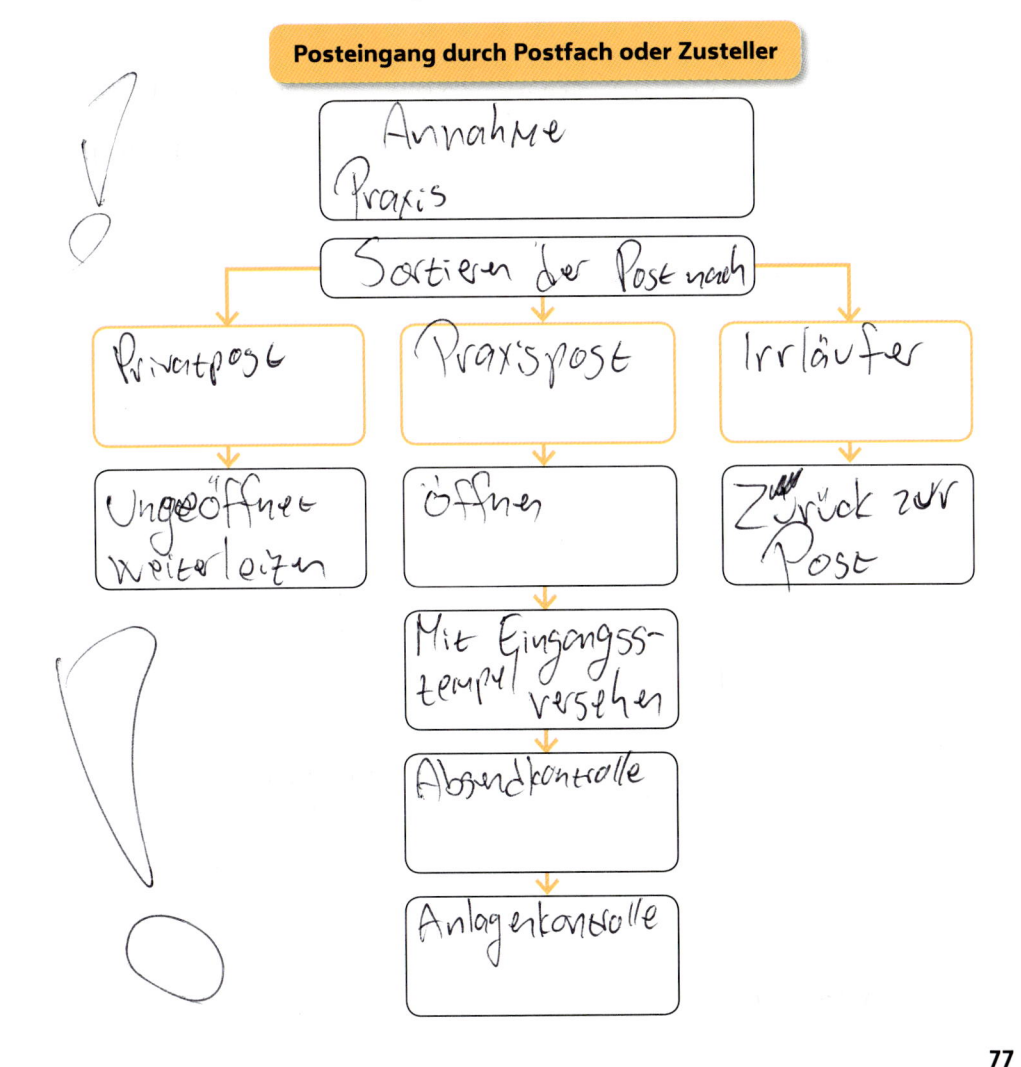

Posteingang durch Postfach oder Zusteller

- Annahme Praxis
- Sortieren der Post nach
  - Privatpost → Ungeöffnet weiterleiten
  - Praxispost → Öffnen → Mit Eingangsstempel versehen → Absenderkontrolle → Anlagenkontrolle
  - Irrläufer → Zurück zur Post

1.2 Definieren Sie den Begriff „Ersatzempfänger/-in".

Gelten Personen, die anstelle des Empfängers die Sendung annehmen dürfen
z.B. Angehörige des Empfängers
Angestellte
Vermieter oder Inhaber der Wohnung (Praxis)
oder Hausbewohner oder Nachbar

1.3 Nennen Sie Sendungen, bei denen die Annahme durch den bzw. die Ersatzempfänger/-in ausgeschlossen ist.

Sendung mit dem Vermerk eigenhändig oder Sendungen mit Transportversicherungen dürfen nur dem Empfänger ausgehändigt werden

1.4 Erläutern Sie, wodurch Sie Privatpost von Praxispost unterscheiden können.

Privatpost darf von Mitarbeiter nicht geöffnet werden
z.B. Briefe mit Vermerk: Persönlich, Vertraulich, Eigenhändig
nur Name der Empfängers
Name der Empfängers vor Praxisname
Praxispost darf von Mitarbeiter geöffnet werden
z.B. Praxisname vor Empfänger
z.Hd (zu Händen)

Prüfungsgebiet Empfangen und Aufnehmen von Patientinnen und Patienten

Patientinnen und Patienten individuell betreuen – Postbearbeitung

Erläuterungen und Lösungen

1. Aufgabe

1.1

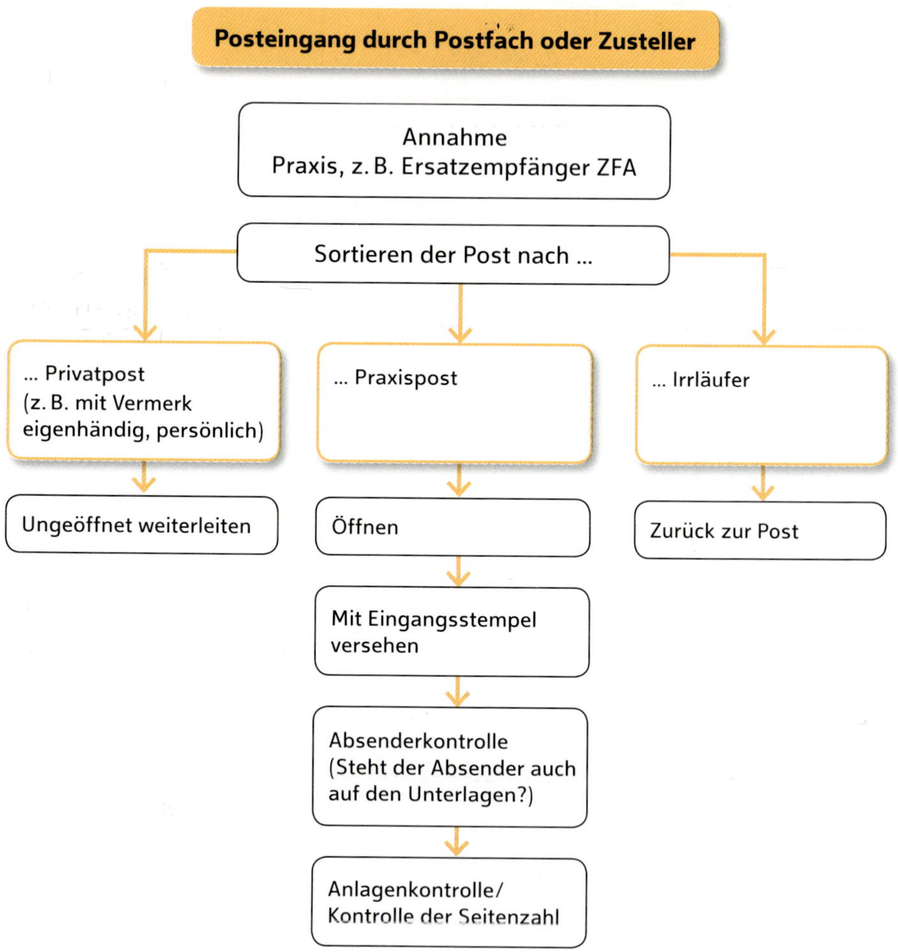

Posteingang durch Postfach oder Zusteller

↓

Annahme
Praxis, z. B. Ersatzempfänger ZFA

↓

Sortieren der Post nach ...

- ... Privatpost (z. B. mit Vermerk eigenhändig, persönlich)
- ... Praxispost
- ... Irrläufer

... Privatpost → Ungeöffnet weiterleiten

... Praxispost → Öffnen → Mit Eingangsstempel versehen → Absenderkontrolle (Steht der Absender auch auf den Unterlagen?) → Anlagenkontrolle/Kontrolle der Seitenzahl

... Irrläufer → Zurück zur Post

1.2 Als Ersatzempfänger/-innen gelten Personen, die anstelle des Empfängers bzw. der Empfängerin die Sendung annehmen dürfen.

Dies können sein:

- Angehörige der Empfängerin/des Empfängers bzw. der Ehegattin/des Ehegatten
- Angestellte der Empfängerin/des Empfängers (z. B. ZFA)
- Vermieter/-in oder Inhaber/-in der Wohnung (Praxis)
- andere Hausbewohner/-innen oder Nachbar/-innen

1.3 Eine Annahme durch Ersatzempfänger/-innen ist bei Einschreiben beschränkt auf:

- Angehörige der Empfängerin/des Empfängers bzw. der Ehegattin/des Ehegatten
- Angestellte der Empfängerin/des Empfängers (z. B. ZFA) und
- Vermieter/-in oder Inhaber/-in der Wohnung
- Sendungen mit dem Vermerk „eigenhändig" oder Sendungen mit Transportversicherungen dürfen nur der Empfängerin bzw. dem Empfänger ausgehändigt werden (Ausnahme: Postvollmacht).

1.4

Privatpost (darf von Mitarbeiter/-innen **nicht** geöffnet werden)	Praxispost (darf von Mitarbeiter/-innen geöffnet werden)
- Briefe mit dem Vermerk: - Persönlich, Vertraulich, Eigenhändig - Name der Empfängerin/des Empfängers vor Praxisnamen - nur Name der Empfängerin/des Empfängers (z. B. Frau Dr. Mrosek)	- Praxisnamen vor Empfängerin/Empfänger - z. Hd. (zu Händen)

Prüfungsgebiet Empfangen und Aufnehmen von Patientinnen und Patienten

Patientinnen und Patienten individuell betreuen – Postbearbeitung

Situation
Mariana liest sich die Anschriften durch und stellt fest, dass die Reihenfolge der Namen unterschiedlich ist.

2. Aufgabe

2.1 Erklären Sie, welchen Einfluss die Reihenfolge der Namen bei der Postbearbeitung hat.

die legt fest, ob es sich um Privat- oder Praxispost handelt

2.2 Entscheiden Sie, welche Briefe Mariana öffnen darf.

Adressfeld	Darf Mariana den Brief öffnen?
2.2.1 Dentalzentrum an der Isar Postfach 56473	Ja, da als Empfängerin die Praxis angegeben ist
2.2.2 Dentalzentrum an der Isar z. Hd. Dr. Eliana Mrosek Postfach 56473	Ja, der Vermerk z.Hd. soll die Zuordnung zur zuständigen Person erleichtern
2.2.3 Dr. Eliana Mrosek Dentalzentrum an der Isar Postfach 56473	Nein, dieses Brief darf nur Dr. oder eine bevollmächtigte Person geöffnet werden
2.2.4 Dentalzentrum an der Isar Frau Dr. Mrosek (persönlich) Postfach 56473	Nein, da es persönlich steht

2.3 Erklären Sie den Unterschied zwischen einer allgemeinen und besonderen Postvollmacht.

Allgemein Postvollmacht: der Empfänger kann über Formblatt der DE Post AG eine/mehre Person bevollmächtige

Fortführung der Situation
Beim Sortieren der Post fällt Mariana auf, dass sich neben Briefen auch andere Schriftgüter wie z. B. Werbung in der Tagespost befinden.

2.4 Nennen Sie fünf Schriftgüter, die in der Praxis auflaufen.
- Angebote
- Zeitschrifte
- Rechnungen
- Heil- und Kostenpläne
- Kontoauszüge

2.5 Schriftgüter werden in vier Wertstufen eingeteilt. Nennen Sie diese und geben Sie jeweils ein Beispiel.
- Schriftgüter mit oder ohne Tageswert
  z.B. Werbung, Einladungen, Prospekte
- Schriftgüter mit Prüfwert
  z.B. Angebote, Bewerbungen, Rundschreiben
- Schriftgüter mit Dauerwert
  z.B. Zeugnisse, Verträge, Approbationsurkunde
- Schriftgüter mit Gesetzeswert
  z.B. Karteikarte, Kassenbuche, Röntgenbilder

Prüfungsgebiet Empfangen und Aufnehmen von Patientinnen und Patienten

Patientinnen und Patienten individuell betreuen – Postbearbeitung

Erläuterungen und Lösungen

2. Aufgabe

2.1 Die Reihenfolge legt fest, ob es sich um Privat- oder Praxispost handelt.

2.2

2.2.1 Ja, da als Empfängerin die Praxis angegeben ist.

2.2.2 Ja, der Vermerk z. Hd. soll die Zuordnung zur zuständigen Person/Abteilung erleichtern.

2.2.3 Nein, dieser Brief darf nur von Fr. Dr. Mrosek oder einer bevollmächtigten Person geöffnet werden.

2.2.4 Nein, dieser Brief darf nur von Fr. Dr. Mrosek oder einer bevollmächtigten Person geöffnet werden.

2.3 **Allgemeine Postvollmacht:** Der Empfänger/die Empfängerin kann über ein Formblatt der Deutschen Post AG eine oder mehrere Personen bevollmächtigen. Diese Empfangsvollmacht gilt nicht für Sendungen mit dem Vermerk „Eigenhändig".
Besondere Postvollmacht: Diese Vollmacht berechtigt die bevollmächtigte Person auch zum Empfang von Sendungen mit dem Vermerk „Eigenhändig".

2.4 Die Praxis erhält Sendungen verschiedener Sachgebiete wie:
- Angebote
- Werbung
- Zeitschriften
- Rechnungen
- Rundschreiben der KZV/BZV/ZÄK
- Heil- und Kostenpläne
- Begutachtungen
- Kontoauszüge
- Terminvereinbarungen
- ...

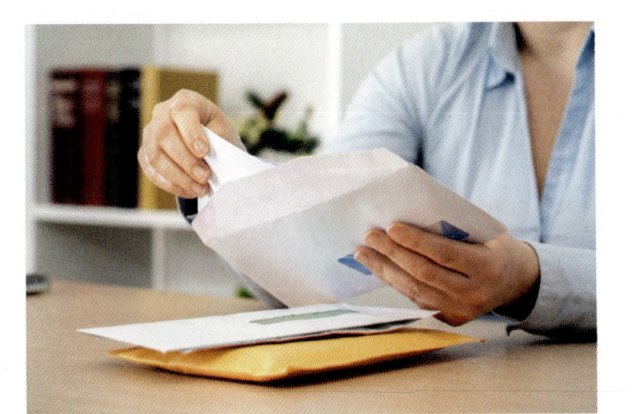

2.5 Es gibt vier Wertstufen:
1. Schriftgüter mit und ohne Tageswert
   z. B. Werbung, Einladungen, Prospekte

2. Schriftgüter mit Prüfwert
   z. B. Angebote, Bewerbungen, Rundschreiben

3. Schriftgüter mit Dauerwert
   z. B. Zeugnisse, Verträge, Approbationsurkunden

4. Schriftgüter mit Gesetzeswert
   z. B. Karteikarten, Kassenbücher, Röntgenbilder

Die Wertstufe gibt Auskunft darüber, wie lange die Daten aufbewahrt werden müssen. Während Daten mit Tages- oder Prüfwert sofort bzw. nach eingehender Prüfung vernichtet werden können, müssen Schriftgüter mit Dauerwert dauerhaft aufbewahrt werden. Daten mit Gesetzeswert unterliegen den gesetzlichen Aufbewahrungsfristen.

Prüfungsgebiet Empfangen und Aufnehmen von Patientinnen und Patienten

Patientinnen und Patienten individuell betreuen – Postbearbeitung

Situation für die 3. und 4. Aufgabe
Am Ende des Arbeitstages wird im Dentalzentrum an der Isar die Ausgangspost bearbeitet.

3. Aufgabe

3.1 Erstellen Sie einen Ablaufplan für den Postausgang.

- Kontrolle auf Vollständigkeit
  ↓
- Sortieren nach Versand- und Sendungsart
  ↓
- Papier in die richtige Größe knicken
  ↓
- Brief in den Umschlag stecken
  ↓
- Adressieren und verschließen
  ↓
- Wiegen
  ↓
- Umschlag mit Briefmarke versenden

3.2 Geben Sie drei Hilfsmittel für die Bearbeitung der Ausgangspost an.

Briefwaage
Gebührenübersicht
Maßschablone für Abmessungen

3.3 Nennen Sie die vier Untergruppen von Briefen bei der Post AG.

- Standardbrief
- Kompaktbrief
- Großbrief
- Maxibrief

3.4 Erläutern Sie den Unterschied zwischen einem Einschreiben und einem Einschreiben Einwurf.

→ Einschreiben: die Briefzusteller dokumentiert die Übergabe des Briefs an die Empfänger
→ Einschreiben Einwurf: der Briefzusteller dokumentiert den Einwurf des Briefes in den Briefkasten bzw. das Postfach

3.5 Wer kann als Ersatzempfängerin bzw. als Ersatzempfänger Einschreiben annehmen? Nennen Sie zwei Personengruppen.

- Angehörige
- Angestellte

3.6 Unterscheiden Sie zwischen Päckchen und Paketen bei der Post AG.

	Päckchen	Paket
Gewicht	bis 2 KG	bis 31,5 kg
Versicherung	unversichert	bis 500 Euro

Prüfungsgebiet **Empfangen und Aufnehmen von Patientinnen und Patienten**

Patientinnen und Patienten individuell betreuen – Postbearbeitung

Erläuterungen und Lösungen

3. Aufgabe

3.1

Kontrolle auf Vollständigkeit	→	ggfs. Anhänge ergänzen, Durchschriften abtrennen

↓

Sortieren nach Versand- und Sendungsart	→	z. B. Brief, Einschreiben, Päckchen

↓

Papier in die richtige Größe knicken (Falzen)

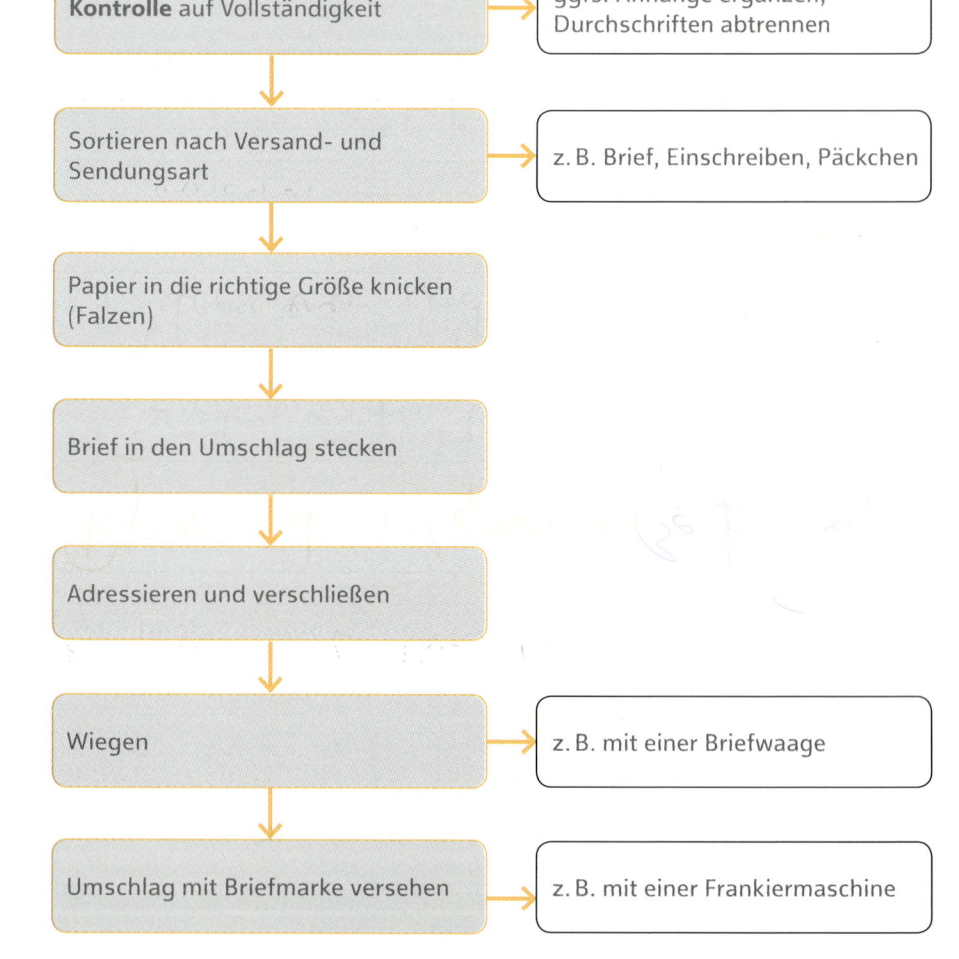

↓

Brief in den Umschlag stecken

↓

Adressieren und verschließen

↓

Wiegen	→	z. B. mit einer Briefwaage

↓

Umschlag mit Briefmarke versehen	→	z. B. mit einer Frankiermaschine

3.2
- Maßschablone für Abmessungen
- Briefwaage
- Frankiermaschine
- Gebührenübersicht

3.3 Unterschieden werden:
- Standardbrief
- Kompaktbrief
- Großbrief
- Maxibrief

3.4

Einschreiben	Einschreiben Einwurf
Die Briefzustellerin bzw. der Briefzusteller dokumentiert die Übergabe des Briefes an die Empfängerin bzw. den Empfänger.	Die Briefzustellerin bzw. der Briefzusteller dokumentiert den Einwurf des Briefes in den Briefkasten bzw. das Postfach.

3.5 Als Ersatzempfänger gelten:
- Angehörige der Empfängerin/des Empfängers
- Angestellte der Empfängerin/des Empfängers
- Eigentümerin bzw. Eigentümer des Geschäftsraumes bzw. der Wohnung

3.4

	Päckchen	Paket
Gewicht	bis 2 kg	bis 31,5 kg
Versicherung	unversichert	bis 500,00 € (bis 25 000,00 € buchbar)

Stand: 2024

Prüfungsgebiet Empfangen und Aufnehmen von Patientinnen und Patienten

Patientinnen und Patienten individuell betreuen – Postbearbeitung

4. Aufgabe

4.1 Nennen Sie vier Möglichkeiten des Frankierens.

Briefmarken
Pluskarte
Internetmarke
Porto per Handy

4.2 Beschriften Sie die Felder eines Briefumschlags.

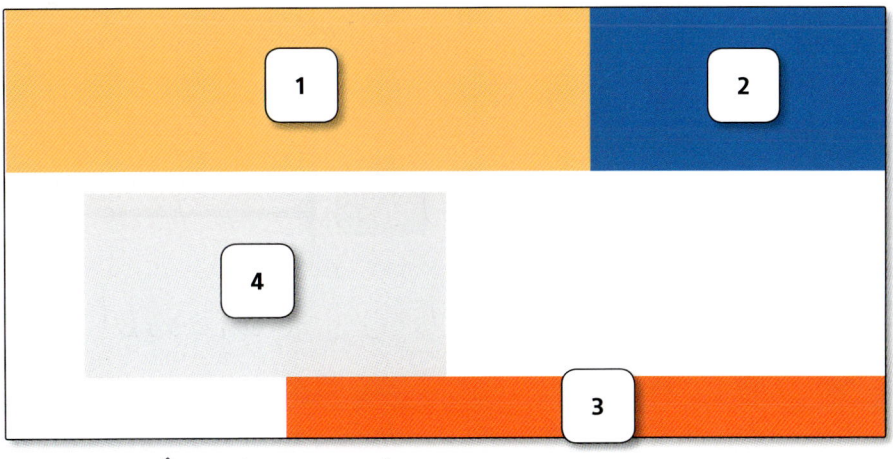

1 Bereich für Absender
2 Frankierung
3 Codierung
4 für Empfänger

4.3 Nennen Sie den beschriebenen Fachbegriff.

Beschreibung	Fachbegriff
Sie wird über die Deutsche Post angemeldet und versieht den Briefumschlag in einem Arbeitsgang mit dem passenden Postwertzeichen, Datum und ggfs. Logo.	Frankiermaschine
Das Falten bzw. Knicken von Briefen nach einer bestimmten Technik.	Falzen
Das Versehen der Ausgangspost mit Briefmarken.	Frankieren
Das Einlegen des Briefes in den Briefumschlag.	Kuvertieren
Ein anderes Wort für Briefumschlag.	Kuvert
Der Begriff der Deutschen Post AG für die Briefmarke.	Postwertzeichen

Prüfungsgebiet Empfangen und Aufnehmen von Patientinnen und Patienten

Patientinnen und Patienten individuell betreuen – Postbearbeitung

Erläuterungen und Lösungen

4. Aufgabe

4.1   Frankieren ist möglich mit:
- Postwertzeichen/Briefmarke
- Frankiermaschine
- Pluskarte
- Internetmarke
- Porto per Handy
- Frankierservice
- DV-Freimachung

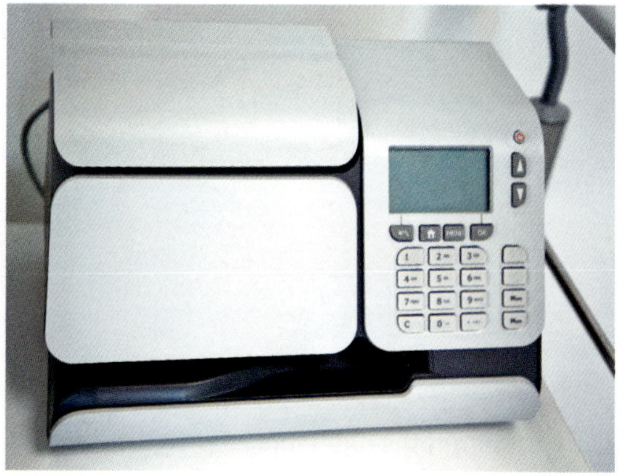

4.2   1   Zone/Bereich für die Absenderin/den Absender
2   Zone für die Frankierung
3   Zone für die Codierung (muss bei Standardbriefsendungen frei bleiben)
4   Zone für die Empfängerin/den Empfänger (Lesezone)

Die Anschrift muss vollständig in der Lesezone stehen. Das Sortieren der Briefe erfolgt maschinell, daher ist es wichtig, dass die vier Bereiche korrekt beschriftet werden.
Soll oberhalb der Empfängeradresse auch der Absender erscheinen, muss dieser deutlich kleiner dargestellt werden. Zudem darf der Absender in der Lesezone nur einzeilig erscheinen.

3.4

Beschreibung	Fachbegriff
Sie wird über die Deutsche Post angemeldet und versieht den Briefumschlag in einem Arbeitsgang mit dem passenden Postwertzeichen, Datum und ggfs. Logo.	Frankiermaschine
Das Falten bzw. Knicken von Briefen nach einer bestimmten Technik.	Falzen
Das Versehen der Ausgangspost mit Briefmarken.	Frankieren
Das Einlegen des Briefes in den Briefumschlag.	Kuvertieren
Ein anderes Wort für Briefumschlag.	Kuvert
Der Begriff der Deutschen Post AG für die Briefmarke.	Postwertzeichen

© Westermann Gruppe

Prüfungsgebiet Empfangen und Aufnehmen von Patientinnen und Patienten

Patientinnen und Patienten individuell betreuen – Kommunikation

Situation
Sie haben in der Schule das Thema Kommunikation durchgenommen. Ihre Kollegin stellt Ihnen hierzu ein paar Fragen.

1. Aufgabe

1.1 Sie haben in der Schule die verbale und nonverbale Kommunikation besprochen. Tragen Sie jeweils ein, ob es sich um verbale (1) oder nonverbale (2) Kommunikation handelt.

Gesichtsausdruck — 2

Kleidung — 2 ✓

Lautstärke — 1 ✓

Tonlage — 1 ✓

Gestik — 2 ✓

Geschwindigkeit beim Sprechen — 1 ✓

Geruch — 2 ✓

1.2 Sie möchten bei dem Gespräch mit Ihrer Kollegin selbstbewusst wirken und das Gelernte sicher wiedergeben. Welche nonverbalen/verbalen Kommunikationselemente unterstützen die gewünschte Wirkung? Nennen Sie je zwei.

Verbal	Nonverbal
deutlich & laut, kurze Sätze	wenig Bewegung, langsam atmen, Blickkontakt

Situation zur 2. bis 3. Aufgabe
Sie begleiten in der Praxis eine Patientin, die sehr viel Angst hat. Aufgrund sprachlicher Schwierigkeiten kann sie sich zudem sehr schlecht verständigen.

2. Aufgabe

Wie können Sie der Patientin nur durch verbale/nonverbale Kommunikation einen Teil der Angst nehmen? Nennen Sie drei Beispiele.

- _____
- _____
- _____

3. Aufgabe

Die Kommunikation mit der Patientin ist sehr eingeschränkt, da diese sprachliche Schwierigkeiten hat. Welche verbalen Kommunikationsmöglichkeiten können Ihnen weiterhelfen? Nennen Sie drei.

- _____
- _____
- _____

Fortführung der Situation
Leider ist eine Aufklärung und das Ausfüllen der Formulare aufgrund der sprachlichen Schwierigkeiten nicht möglich.

4. Aufgabe

Sie vereinbaren mit der Patientin einen neuen Termin, bei dem die Patientin einen Übersetzer mitbringen soll. Wie können Sie die Patientin unterstützen, damit bei dem Termin alle Unterlagen für die Praxis vollständig vorliegen?

_____
_____
_____
_____

Prüfungsgebiet **Empfangen und Aufnehmen von Patientinnen und Patienten**

Patientinnen und Patienten individuell betreuen – Kommunikation

Erläuterungen und Lösungen

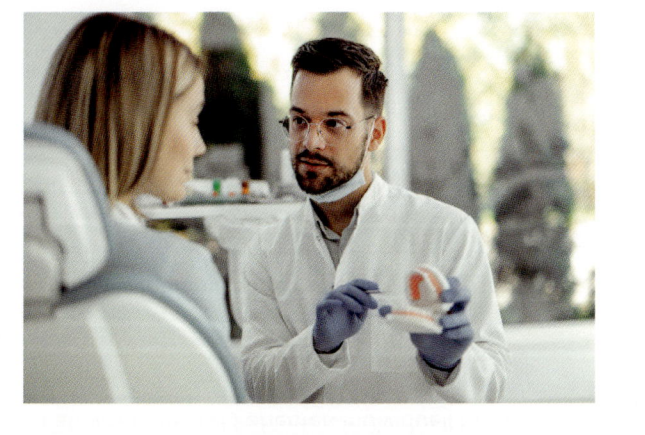

1. Aufgabe

1.1   Lösung: 2, 2, 1, 1, 2, 1, 2

1.2

Verbal	Nonverbal
deutlich und laut sprechen	Körperhaltung
kurze Sätze	Blickkontakt halten
Betonung	langsame Atmung

Verbale Kommunikation ist alles, was mit dem Sprechen zu tun hat.
Hier können wir durch Tonlage, Lautstärke, Geschwindigkeit etc. sehr viel bewirken. Doch auch durch die nonverbale Kommunikation geben wir Informationen an unser Gegenüber weiter. Körperhaltung, Blickkontakt, Berührung, Kleidung, Geruch u. v. m. wirken auf unser Gegenüber.

2. Aufgabe

- Sie nehmen sich Zeit für die Patientin.
- Sie halten Blickkontakt.
- Sie sprechen langsam und deutlich.
- Sie benutzen beim Sprechen keine Fachwörter.
- Sie berühren die Patientin evtl. am Arm oder an der Schulter.

Viele Angstpatientinnen und Angstpatienten hilft es schon enorm weiter, wenn man sich Zeit für sie nimmt, nicht in einer Fachsprache spricht, in der die Fachwörter sie noch mehr verunsichern. Langsames und deutliches Sprechen hilft aufgeregten Menschen, Wörter besser aufzunehmen. Blickkontakt zeigt Interesse am Menschen. Berührung kann in bestimmten Situationen beruhigend wirken – wird aber auch nicht von allen Menschen gemocht.

3. Aufgabe

- einfache Worte
- kurze Sätze
- keine Fachwörter
- deutlich sprechen
- Betonung

Sprechen Sie mit diesen Patientinnen und Patienten sehr langsam, helfen Sie beim Ausfüllen von Dokumenten, evtl. können Sie Englisch sprechen, betonen Sie Wichtiges und erklären Sie nicht zu umfangreich, beschränken Sie sich auf die wesentlichen Informationen. Ist eine Verständigung gar nicht möglich, klären Sie, ob die Patientinnen und Patienten evtl. mit einer Übersetzerin bzw. einem Übersetzer kommen kann.

4. Aufgabe

Sie geben der Patientin den Anamnesebogen und die Datenschutzerklärung mit nach Hause. Wenn Sie die Nationalität kennen, können Sie evtl. bei der KZV den Anamnesebogen in der entsprechenden Sprache herunterladen und mitgeben.

Damit beim nächsten Termin die Unterlagen vollständig vorliegen, können Sie der Patientin die Unterlagen mit nach Hause geben. So kann sie sie beim nächsten Termin bereits ausgefüllt mitbringen. Auch Fragen zu Medikationen oder Krankheiten sind der Patientin dann schon bekannt und Sie kann sich rechtzeitig um Informationen kümmern.

Prüfungsgebiet Empfangen und Aufnehmen von Patientinnen und Patienten

Patientinnen und Patienten individuell betreuen – Kommunikation

Situation zur 1. und 2. Aufgabe
Sie sitzen an der Rezeption und sollen Neupatientinnen und -patienten aufnehmen.

1. Aufgabe

Geben Sie an, welche Dinge für den ersten Eindruck der Patientinnen und Patienten wichtig sind.

1) Ruhiges Klima
2) Zeitschriften im Wartezimmer
3) Namentlich begrüßen
4) Blickkontakt
5) Türschild im Treppenhaus
6) Blumen an der Rezeption
7) Leere Rezeption
8) Vorbereitete Unterlagen

2. Aufgabe

Die Patientin kommt zu Ihnen an die Rezeption. Bringen Sie den Ablauf für das Erstgespräch in die richtige Reihenfolge.

Anamnesebogen und Datenschutz aushändigen — 4

Begrüßung in der Praxis — 1

eigene Vorstellung — 2

Informationen über die Praxis aushändigen — 6

Versicherung erfragen, Karte einlesen — 3

bei Medikamenteneinnahme oder Krankheiten weitere Informationen erfragen — 5

Patientin ins Wartezimmer begleiten. — 7

Situation
Ihr Neupatient ist privat versichert und hat keine Versicherungskarte.

3. Aufgabe

3.1 Der Neupatient füllt den Anamnesebogen aus.
Welche Informationen benötigen Sie für eine richtige Abrechnung bei diesem Patienten auf jeden Fall?

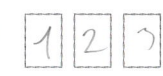

1 Vorname, Nachname
2 Straße, Hausnummer, Postleitzahl, Ort
3 Geburtsdatum
4 Beruf
5 Blumen an der Rezeption
6 Telefonnummer

Fortführung der Situation
Da der Patient keine Versicherungskarte hat, haben Sie nur die Angaben auf dem Anamnesebogen.

3.2 Wie können Sie überprüfen, ob diese Angaben richtig sind?

_____
_____
_____
_____
_____

Prüfungsgebiet **Empfangen und Aufnehmen von Patientinnen und Patienten**

Patientinnen und Patienten individuell betreuen – Kommunikation

Erläuterungen und Lösungen

1. Aufgabe

Lösung: 1, 3, 4, 5, 8

Die Patientinnen und Patienten finden durch ein Schild im Treppenhaus sicher in die Praxis. Ein ruhiges Klima wirkt beruhigend auf die Patientinnen und Patienten. Die namentliche Begrüßung und vorbereitete Unterlagen zeigen ihnen, dass man sich um sie bemüht und sie wichtig sind.

2. Aufgabe

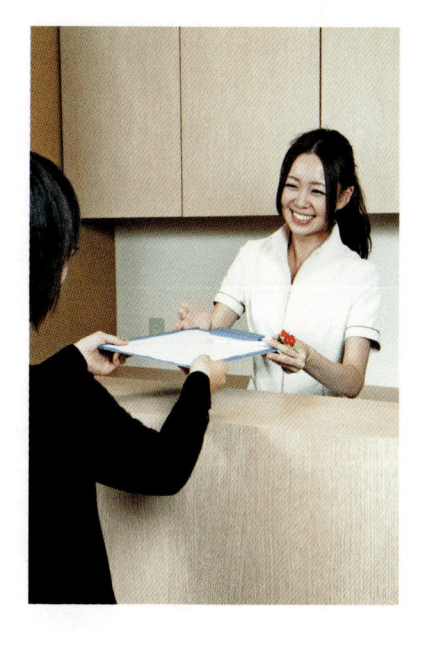

Lösung: 4, 1, 2, 6, 3, 5, 7

Sie begrüßen die Patientin und stellen sich selbst namentlich vor (ein Namensschild wäre prima).

Sie fragen nach der Versicherung und geben den Anamnesebogen und die Datenschutzerklärung zum Ausfüllen an die Patientin.

In der Zwischenzeit können Sie die Versicherungskarte einlesen.
Falls die Patientin Angaben zu Medikamenten oder Krankheiten gemacht hat, können Sie weitere Informationen einholen, wenn nötig.

Sie können der Patientin Informationsmaterial über die Praxis geben und begleiten sie ins Wartezimmer.

3. Aufgabe

Lösung: 1, 2, 3

Um eine rechtlich sichere Rechnung zu erstellen, benötigen Sie die den vollständigen Namen, die Anschrift und das Geburtsdatum des Patienten. Durch die Angabe des Geburtsdatums kann die Verwechslung mit einem anderen Patienten, der evtl. den gleichen Namen hat, ausgeschlossen werden.

3.2 Sie fragen nach dem Personalausweis und legen eine Kopie in der Patientenakte ab.

Sie haben nur die Möglichkeit, nach dem Personalausweis zu fragen und die Angaben mit dem Ausweis zu vergleichen. Dies sollten Sie unbedingt machen. Macht eine Patientin bzw. ein Patient falsche Angaben in ihren bzw. seinen Stammdaten, haben Sie keine Möglichkeit, ihr bzw. ihm im Anschluss an die Behandlung eine Rechnung zu stellen.

© Westermann Gruppe

Prüfungsgebiet Empfangen und Aufnehmen von Patientinnen und Patienten

Patientinnen und Patienten individuell betreuen – Kommunikation

> **Situation**
> Sie sind heute Vormittag für die Rezeption eingeteilt.

1. Aufgabe

1.1 Der nächste Patient erscheint zu seinem Termin und gibt Ihnen die Versicherungskarte zum Einlesen. Geben Sie an, welche Informationen die Versicherungskarte zur Abrechnung enthalten muss.

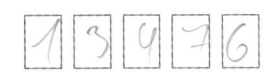

1 Name der Patientin/des Patienten
2 Medikamenteneinnahme
3 Anschrift
4 Geburtsdatum
5 Arbeitgeber
6 Versicherungsstatus
7 Versicherungsnummer
8 Telefonnummer

1.2 Der Patient ist 65 Jahre alt und schon seit mehr als 5 Jahren bei Ihnen Patient. Wann ist es sinnvoll, die Anamnese erneut ausfüllen zu lassen?

_____

_____

> **Situation**
> Sie bekommen von der ZFA in der Assistenz die Mitteilung, dass die nächste Patientin bereits ins Behandlungszimmer 1 gesetzt werden kann.

2. Aufgabe

2.1 Geben Sie die **richtige** Lösung an.

1 Sie begleiten die Patientin ins Behandlungszimmer.
2 Sie rufen die Patientin von der Rezeption aus auf.
3 Sie gehen ins Wartezimmer und holen die Patientin.
4 Sie schicken sie zum Behandlungszimmer 1, sie soll schon mal Platz nehmen.
5 Sie bitten sie, im Behandlungszimmer Platz zu nehmen und einen Moment Geduld zu haben.

2.2 Die Patientin sitzt im Behandlungszimmer. Was können Sie für den Behandler noch vorbereiten, damit er alle notwendigen Informationen über die Patientin sofort hat? Nennen Sie drei Beispiele.

- _____

- _____

- _____

> **Situation**
> Die ZFA der Assistenz bittet Sie, bei der Patientin, die Assistenz für die eingehenden Untersuchungen zu übernehmen.

3. Aufgabe

Der Behandler erkundigt sich bei der Patientin, ob aktuell Beschwerden vorliegen, ob es Änderungen bei der Pflege gibt (z. B. Umstellung auf elektrische Zahnbürste) und ob die Patientin Fragen hat. Was machen Sie mit den Informationen der Patientin?

_____

_____

_____

_____

Prüfungsgebiet **Empfangen und Aufnehmen von Patientinnen und Patienten**

Patientinnen und Patienten individuell betreuen – Kommunikation

Erläuterungen und Lösungen

1. Aufgabe

1.1 Lösung: 1, 3, 4, 6, 7
Der Arbeitgeber, die Telefonnummer und die Medikamenteneinnahme spielen für die Abrechnung keine Rolle.

1.2 Es ist sinnvoll, mündlich einmal jährlich nach Änderungen zu fragen.
Einmal jährlich sollte der Patient nach Änderungen in der Anamnese gefragt werden. Dies kann z. B. Krankheiten betreffen oder eine Veränderung in der Medikation. Hat sich nichts geändert, reicht eine Dokumentation im Behandlungsblatt. Liegt eine Änderung vor, wird die Anamnese erneut ausgefüllt.

2. Aufgabe

2.1 Lösung: 1, 3, 5
Sie holen die Patientin im Wartezimmer ab, begleiten sie in das entsprechende Behandlungszimmer und bieten ihr Platz auf dem Behandlungsstuhl an. Sie können ihr bereits die Serviette umbinden und noch um einen Moment Geduld bitten, bis die Behandlerin bzw. der Behandler bei ihr ist. Es ist unhöflich, die Patientin über eine Sprechanlage oder nur durch lautes Rufen aus dem Wartezimmer zu holen und allein in das entsprechende Behandlungszimmer zu schicken. Die persönliche Abholung und die Begleitung sind Wertschätzung und ein Service der Praxis und zeigt den Patientinnen und Patienten, dass sie wahrgenommen werden.

2.2 • Behandlungsakte am PC öffnen
• Röntgenbild öffnen oder an den Betrachter hängen
• Informationen anderer Ärztinnen und Ärzte bereitlegen
• Änderungen der Anamnese bereitlegen

Für die Behandelnden ist es einfacher, wenn die entsprechende Patientin bereits im Softwareprogramm geöffnet ist, Röntgenbilder schon vorbereitet sind. Hat die Patientin evtl. eine Überweisung oder einen Arztbrief dabei, sollte dieser bereitliegen. Gibt es Änderungen bei der Anamnese, sollten diese nicht nur an der Rezeption aufgenommen, sondern auch der Behandlerin bzw. dem Behandler mitgeteilt werden.

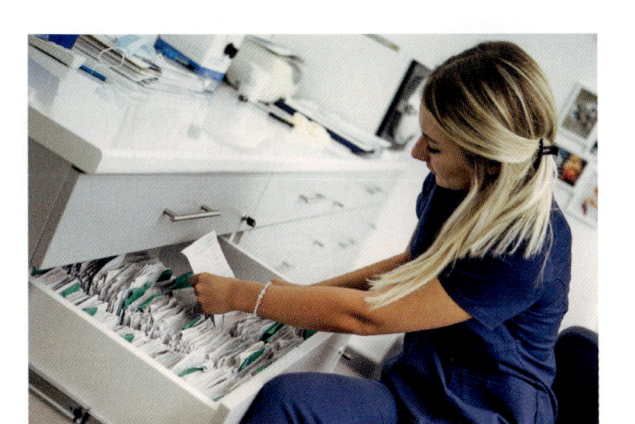

3. Aufgabe

Sie notieren sich die Angaben der Patientin als Stichpunkte in der Patientenakte.

Für die rechtssichere Dokumentation ist es sehr wichtig, die Angaben der Patientin in der Patientenakte festzuhalten. Dies dient für Rückfragen der KZV, der Krankenkasse, aber auch der Praxis, um Informationen später nachlesen zu können. Auch Aufklärungen und Informationen der Praxis an die Patientin werden hier dokumentiert.

> **Tipp**
>
> *Dokumentieren Sie möglichst viel in der Behandlungsakte des Patienten. Alles was nicht dokumentiert wurde gilt vor dem Gesetz als nicht erbracht!*

© Westermann Gruppe

Prüfungsgebiet Empfangen und Aufnehmen von Patientinnen und Patienten

Patientinnen und Patienten individuell betreuen – Kommunikation

> **Situation**
> Sie behandeln einen Patienten, der zu Ihnen zur Extraktion überwiesen wurde.

1. Aufgabe

1.1 Sie haben den Patienten bereits vollständig aufgenommen und seine Unterlagen angelegt. Er sitzt im Behandlungszimmer, alle Unterlagen sind für den Behandler vorbereitet und die Behandlung beginnt.

Welche Informationen sind für die Überweisenden für die Dokumentation (1), welche für den Arztbrief (2) und welche für beides (3) wichtig?

Behandelte Region — 3

Behandlungsdauer — 1

Chargennummer der verwendeten Instrumente — 1

Behandler/-in — 3

Assistenz — 1

Dokumentation Röntgenbild — 1

Behandlungsverlauf — 3

1.2 Sie klären den Patienten über das Verhalten nach Extraktionen auf. Wie dokumentieren Sie dies?

_____

_____

_____

> **Situation**
> Die Behandlung ist abgeschlossen und der Patient kann nach der Extraktion die Praxis verlassen.

2. Aufgabe

Die Behandlung ist abgeschossen und der Patient benötigt noch einen Termin zur Nachkontrolle. Wie gehen Sie optimal vor? [2]

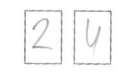

1. Sie schicken den Patienten allein an die Rezeption.
2. Sie begleiten den Patienten an die Rezeption und geben der Kollegin Bescheid. ✓
3. Der Patient soll zur Terminvereinbarung anrufen, da sie jetzt keine Zeit haben.
4. Sie vereinbaren den Termin direkt im Behandlungszimmer, damit der Patient nicht nochmals an die Rezeption muss.

> **Situation**
> Sie sind wieder an der Rezeption und eine Patientin verlässt die Praxis.

3. Aufgabe

3.1 Die Patientin möchte von Ihnen wissen, wann sie wieder einen Termin vereinbaren soll. Was sagen Sie?

_____

_____

_____

3.2 Wie verabschieden Sie die Patientin? Nennen Sie drei Kernpunkte, die Sie beachten sollten.

_____

_____

_____

_____

Prüfungsgebiet **Empfangen und Aufnehmen von Patientinnen und Patienten**   Patientinnen und Patienten individuell betreuen – Kommunikation

Erläuterungen und Lösungen

1. Aufgabe

1.1.   Lösung: 3, 1, 1, 3, 1, 1, 3

Bei der Dokumentation für die Praxis sind alle Angaben zwingend erforderlich. Die Überweisenden benötigen das behandelte Gebiet, die Behandelnden den Behandlungsverlauf. Evtl. kann das Röntgenbild nach der Behandlung auch mit versendet werden.

1.2   Sie schreiben im Behandlungsblatt auf, dass der Patient über das Verhalten nach Extraktionen aufgeklärt wurde und er ein Info-Blatt erhalten hat.

Sie dokumentieren die Aufklärung im Behandlungsblatt und vermerken, dass Sie ihm das Informationsblatt der Praxis über das Verhalten nach Extraktionen mitgegeben haben. Das Informationsblatt sollte in Ihrem Qualitätsmanagement (QM) hinterlegt sein.

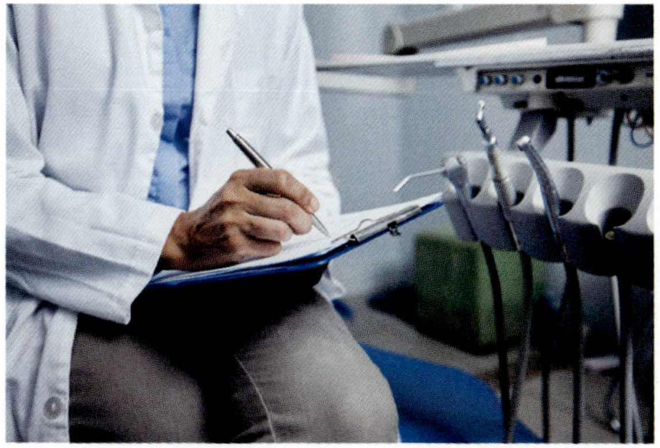

3. Aufgabe

3.1   Die Patientin kann sich telefonisch melden, wir melden uns bei ihr oder wir vereinbaren gleich einen Termin.

Die Patientin kann sich zur Terminvereinbarung wieder bei uns in der Praxis melden, zu einem von ihr gewählten Zeitpunkt.
Wir können ihr einen Recall anbieten, d.h., wir melden uns bei ihr, wenn die nächste Untersuchung notwendig ist.
Wir können sofort einen Termin vereinbaren.
Für die Praxis bietet sich die sofortige Terminvereinbarung oder der Recall an. Somit ist der Termin sicherer, als wenn die Patientin sich melden möchte.

3.2   Sie sprechen die Patientin wieder mit Namen an, sie wünschen ihr einen schönen Tag, sie halten Blickkontakt, Sie öffnen evtl. die Tür.

2. Aufgabe

Lösung: 2, 4

Sie begleiten den Patienten an die Rezeption und geben die Information an die ZFA dort weiter. Noch besser wäre die Terminvereinbarung direkt im Behandlungszimmer. Dadurch muss der Patient nicht mehr an die Rezeption und es kann bei der Weitergabe des Termins an die Kollegin kein Fehler passieren.

© Westermann Gruppe

Prüfungsgebiet Empfangen und Aufnehmen von Patientinnen und Patienten

Patientinnen und Patienten individuell betreuen – Kommunikation

Situation
Es gibt nicht nur die Kommunikationsarten, sondern auch Kommunikationswege. Welche Wege der Kommunikation können Sie im Praxisalltag nutzen um Ihren Patientinnen und Patienten auch eine Erleichterung zu bieten?

1. Aufgabe

1.1 Nennen Sie fünf verschiedene Kommunikationswege, die jede Praxis nutzt.

-
-
-
-
-

1.2 Sie sollen einer Patientin einen Kostenvoranschlag zukommen lassen. Vergleichen Sie die Möglichkeiten der E-Mail und des Postversandes.

Situation
Wir können die Patientinnen und Patienten in unserer Praxis in verschiedene Gruppen einteilen.

2. Aufgabe

2.1 Welche Gruppen kennen Sie? Nennen Sie drei Gruppen

- Kinder
- Angstpat[ienten]
- Senior[en]

2.2 Welchen Vorteil hat die Einteilung in Patientengruppen für Sie in der Praxis?

Situation
Bei der Kommunikation kann es auch zu Kommunikationsstörungen kommen. Sie geben eine Information der Patientin oder des Patienten an Ihre Kollegin in der Assistenz weiter, da diese für die Behandlung wichtig ist.

3. Aufgabe

3.1 Wie können Sie überprüfen, ob die Information, die sie mündlich an Ihre Kollegin weitergegeben haben, auch richtig angekommen ist?

3.2 Warum kann es zu einer Kommunikationsstörung in einem Gespräch kommen? Nennen Sie zwei Beispiele.

Prüfungsgebiet Empfangen und Aufnehmen von Patientinnen und Patienten   Patientinnen und Patienten individuell betreuen – Kommunikation

Erläuterungen und Lösungen

1. Aufgabe

1.1
- Telefon
- Mail
- Fax
- Internet
- Post

Jede Praxis hat Kontakt mit Patientinnen und Patienten, Überweisenden, Technikerinnen und Technikern etc. über das Telefon. Im Kontakt mit Laboren und Patientinnen und Patienten hat auch die E-Mail eine immer größere Bedeutung. Das Fax gibt es nach wie vor, ist sehr schnell, ist aber weniger im Gebrauch. Im Internet finden wir Informationen über andere Kommunikationswege, können auch unsere Homepage anbieten. Rechnungsversand und Kostenvoranschläge werden oft noch auf dem Postweg versendet.

1.2 Die Mail ist sofort bei der Patientin; personenbezogene Daten sollten verschlüsselt versendet werden. Die Patientin kann die Mail direkt an die Versicherung weiterleiten.
Bei der Post muss kein Datenschutz beachtet werden, es dauert aber ein paar Tage, bis die Patientin den Kostenvoranschlag erhält.

2. Aufgabe

2.1
- Angstpatientinnen und -patienten
- Kinder
- Seniorinnen und Senioren

Patientinnen und Patienten können anhand ihrer Bedürfnisse in unterschiedliche Gruppen eingeteilt werden. Eine Gruppe sind die Angstpatientinnen und -patienten, eine weitere Gruppe sind Kinder. Auch Seniorinnen und Senioren sind eine eigene Gruppe.

2.2 Für die einzelnen Patientengruppen können spezielle Abläufe und Konzepte erstellt werden.

Es können Behandlungszeiten eingerichtet werden für Kinder.
Für Angstpatientinnen und -patienten kann mehr Zeit eingeplant werden, bei den Seniorinnen und Senioren können Aufklärungen mit den Pflegerinnen bzw. Pflegern stattfinden etc.

3. Aufgabe

3.1 Sie stellen der Kollegin eine Frage über den Inhalt, den Sie ihr gerade mitgeteilt haben.

Sie können durch Nachfragen über die Information, die Sie Ihrer Kollegin gegeben haben, erfahren, ob die Information richtig angekommen ist.

3.2
- falsche Betonung
- zu leise gesprochen
- undeutlich gesprochen
- nicht richtig zugehört
- unkonzentriert

Sie geben eine Information mündlich an eine Kollegin weiter. Wenn Sie zu leise oder undeutlich sprechen, die falschen Wörter betonen, kommt die Information bei Ihrer Kollegin evtl. falsch an. Ist Ihre Gesprächspartnerin unkonzentriert und hört nicht richtig zu, kommt auch nur ein bestimmter Teil der Information an und es liegt eine Kommunikationsstörung vor.

Patienten-Kommunikation Zahnarztpraxis

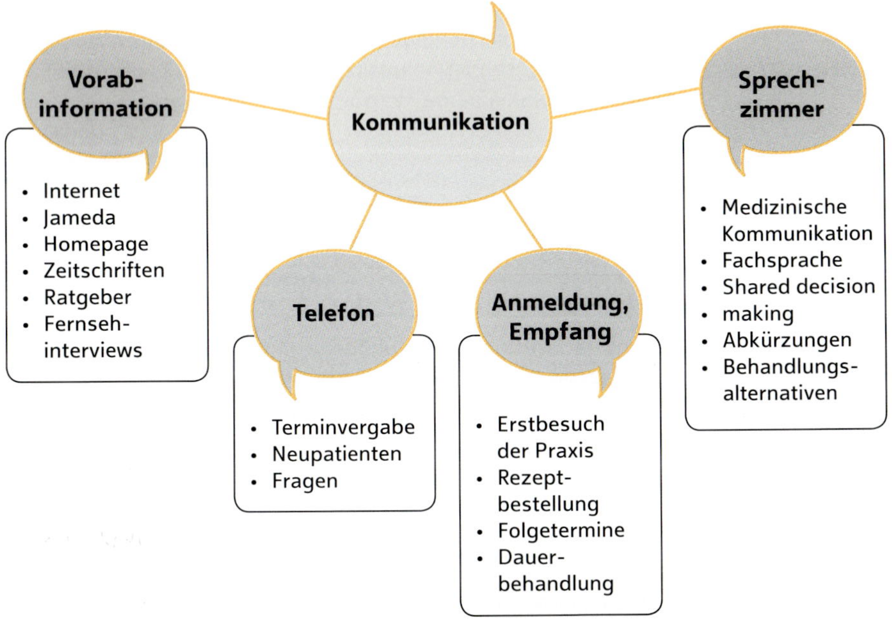

Vorab-information
- Internet
- Jameda
- Homepage
- Zeitschriften
- Ratgeber
- Fernseh-interviews

Kommunikation

Sprech-zimmer
- Medizinische Kommunikation
- Fachsprache
- Shared decision making
- Abkürzungen
- Behandlungs-alternativen

Telefon
- Terminvergabe
- Neupatienten
- Fragen

Anmeldung, Empfang
- Erstbesuch der Praxis
- Rezept-bestellung
- Folgetermine
- Dauer-behandlung

Prüfungsgebiet Empfangen und Aufnehmen von Patientinnen und Patienten

Diagnostische und therapeutische Maßnahmen – Früherkennungsuntersuchungen

Situation
Familie Blaschke kommt mit ihren drei Kindern zur Vorsorgeuntersuchung in die Praxis. Tim ist sieben Monate alt und ist heute zum ersten Mal dabei.
Jan ist drei Jahre alt und zum zweiten Mal dabei. Beim letzten Mal hat die Untersuchung leider nicht so gut geklappt. Sina ist sieben Jahre alt, kommt regelmäßig in die Praxis und macht auch immer gut bei den Behandlungen mit.

1. Aufgabe

1.1 Für Erwachsene gibt es die allgemeine Vorsorgeuntersuchung. Bei Kindern kann die Individualprophylaxe durchgeführt werden.

Bei Tim kann die Früherkennungsuntersuchung FU1 und FU Pr abgerechnet werden. Was führen Sie bei dieser Behandlung durch?

1 Eingehende Untersuchung

2 Beratung

3 Aufklärung über Essensgewohnheiten

4 Aufklärung über Pflegemaßnahmen

5 Entfernung von Zahnstein

6 Einschleifmaßnahmen

1.2 Tim ist 7 Monate alt. Wie viele bzw. welche Zähne sollten bei Tim vorhanden sein?

1.3 Jan ist 36 Monate alt. Welche Zähne sollten bei ihm vorhanden sein?

1.4 Sina ist 7 Jahre alt. Wie nennt sich der Zustand Ihres Gebisses?

1.5 Um Zeit zu sparen, könnten sie die Ernährungsberatung und Pflegeanweisung für alle Kinder zusammen durchführen. Dürfen Sie das? Begründen Sie.

1.6 Sie möchten nach der Behandlung für die gesamte Familie den nächsten Vorsorgetermin vereinbaren. Welche Aussage stimmt?

1 Die gesamte Familie kommt in 6 Monaten wieder.

2 Ein Termin in einem Jahr reicht.

3 Je nach Alter wird für jeden ein anderer Termin vereinbart.

4 Die Kinder kommen in einem halben Jahr wieder, die Eltern in einem Jahr.

Prüfungsgebiet Empfangen und Aufnehmen von Patientinnen und Patienten　　　Diagnostische und therapeutische Maßnahmen – Früherkennungsuntersuchungen

Erläuterungen und Lösungen

1. Aufgabe

1.1　Lösung: 1, 3, 4

Bei der Früherkennungsuntersuchung ist die eingehende Untersuchung einschl. Befundaufnahme eingeschlossen. Zusätzlich kann die Aufklärung über Essens- und Pflegemaßnahmen mit den Eltern abgerechnet werden.

1.2　Es sollten die unteren, mittleren Schneidezähne vorhanden sein.

Die mittleren, unteren Schneidezähne sind in der Regel die ersten Zähne. Die durchbrechen meist im Alter von ca. 6 Monaten.
Es ist durchaus möglich, dass die ersten Zähne schon früher durchbrechen, es ist aber auch möglich, dass der Zahndurchbruch später beginnt.

1.3　Es sollten alle Zähne durchgebrochen sein.

In dem Zeitraum von etwa 30 bis 36 Monaten sind in der Regel alle Milchzähne vollständig durchgebrochen. Hat der Zahndurchbruch bei dem Kind schon früher begonnen, können auch schon früher alle Zähne vorhanden sein.
Hat das Kind später die ersten Milchzähne bekommen, kann das Milchgebiss auch erst später vollständig sein.

1.4　Wechselgebiss

Bei Sina sollten die 6er schon durchgebrochen sein. Auch die Frontzähne sollten mittlerweile schon ausfallen oder auch als bleibende Zähne vorhanden sein.
Der Zeitraum der Umstellung vom Milchgebiss zum bleibenden Gebiss nennt sich Wechselgebiss.

1.5　Nein, individualprophylaktische Maßnahmen sind immer Einzelunterweisungen.

Bei individualprophylaktischen Maßnahmen handelt es sich um Aufklärungen und Befundaufnahmen, die speziell auf die einzelnen Patientinnen und Patienten abgestimmt sind. Eine Gruppenunterweisung ist nicht erlaubt.

1.6　Lösung: 3

Je nach Alter wird für jedes Mitglied der Familie ein anderer Termin vereinbart.

Für die Früherkennungsuntersuchungen gibt es verschiedene Abrechnungszeiträume. Es ist sinnvoll, diese einzuhalten. Dadurch kann der regelrechte Durchbruch kontrolliert werden, Mundkrankheiten können früher festgestellt werden und die Pflege und Ernährung wird regelmäßig kontrolliert. Somit kann eine evtl. vorhandene Karies frühzeitig entdeckt werden.

© Westermann Gruppe

Prüfungsgebiet Empfangen und Aufnehmen von Patientinnen und Patienten — Diagnostische und therapeutische Maßnahmen – Früherkennungsuntersuchungen

> **Situation zur 1. und 2. Aufgabe**
> Die Zahnentwicklung beginnt schon im Embryostadium der Schwangerschaft.

1. Aufgabe

Ordnen Sie den Entwicklungsstadien den entsprechenden Zeiträumen zu.

Entwicklungsstadium		Zeitraum
Ausbildung der Zahnleiste mit 20 Zahnanlagen für das Milchgebiss	☐	1 ab 13. Schwangerschaftswoche
		2 8. Schwangerschaftswoche
Ausbildung der Zahnknospen	☐	3 6. Schwangerschaftswoche
		4 12. Schwangerschaftswoche
Ausbildung der Zahnkappen und der Ersatzzahnleiste für die bleibenden Zähne.	☐	5 6.–7. Schwangerschaftswoche
Ausbildung der Zahnglocke	☐	
Beginn der Mineralisation der Zähne	☐	

2. Aufgabe

Nennen Sie den Fachbegriff für den Zahndurchbruch der Milchzähne.

_____

> **Situation zur 3. bis 5. Aufgabe**
> Die Milchzähne brechen ab einem Alter von ca. 6 Monaten durch.

3. Aufgabe

Ordnen Sie die Durchbruchszeiträume der Milchzähne den entsprechenden Zähnen zu.

Zähne		Zeitraum des Durchbruchs
mittlere Schneidezähne	☐	1 8.–12. Monat
		2 20.–30. Monat
seitliche Schneidezähne	☐	3 6. Monat
		4 16.–20. Monat
erste Molaren	☐	5 12.–16. Monat
Eckzähne	☐	
zweite Molaren	☐	

4. Aufgabe

Warum sollte der vorzeitige Verlust von Milchzähnen vermieden werden?

_____
_____
_____
_____

5. Aufgabe

Warum haben Milchzähne, wenn sie den Kindern ausfallen, keine Wurzeln?

_____
_____
_____
_____
_____

Prüfungsgebiet **Empfangen und Aufnehmen von Patientinnen und Patienten**

Diagnostische und therapeutische Maßnahmen – Früherkennungsuntersuchungen

Erläuterungen und Lösungen

1. Aufgabe

Lösung: 3, 5, 2, 4, 1

Bereits in der Embryophase, in der 6. Schwangerschaftswoche, beginnt die Zahnentwicklung. Die meisten Säuglinge sind bei der Geburt noch zahnlos. Zu diesem Zeitpunkt sind jedoch schon alle Milchzähne vorhanden und auch die Zahnkeime für die bleibenden Zähne sind bereits angelegt.

2. Aufgabe

Dentition

Der Zahndurchbruch wird in der Fachsprache Dentition genannt. Beim Durchbruch der Milchzähne spricht man von der ersten Dentition, beim Durchbruch der bleibenden Zähne von der zweiten Dentition.

3. Aufgabe

Lösung: 3, 1, 5, 4, 2

Der Zahndurchbruch beginnt in der Regel mit ca. 6 Monaten und ist mit ca. 2,5 Jahren abgeschlossen. Die Reihenfolge der durchbrechenden Zähne ist meist: 1er, 2er, 4er, 3er, 5er. Es kann auch vorkommen, dass mehrere Zähne gleichzeitig durchbrechen und dann eine längere Ruhephase kommt.

4. Aufgabe

Platzhalterfunktion

Milchzähne haben eine Platzhalterfunktion. Der vorzeitige Verlust beeinträchtigt den späteren Durchbruch der Zähne und auch die Zahnstellung.

5. Aufgabe

Die Wurzeln werden vom Körper abgebaut – resorbiert.

Der Körper entwickelt für den Abbau der Milchzahnwurzeln spezielle Zähne, die Gewebe auflösen können. Durch das Auflösen der Wurzeln haben die Zähne irgendwann keinen Halt mehr und fallen aus.

Erste Zähne von Babys

mittlere Schneidezähne	im 6.–10. Monat
seitliche Schneidezähne	im 10.–14. Monat
erste Milchmahlzähne	im 14.–18. Monat
Eckzähne	im 18.–24. Monat
zweite Milchmahlzähne	im 24.–30. Monat

© Westermann Gruppe

Prüfungsgebiet Empfangen und Aufnehmen von Patientinnen und Patienten
Diagnostische und therapeutische Maßnahmen – Früherkennungsuntersuchungen

Situation zur 1. bis 6. Aufgabe
Ab einem Alter von ca. 5 Jahren beginnt die Phase des Wechselgebisses. Dies bedeutet, dass die ersten bleibenden Zähne langsam durchbrechen und die Milchzähne nacheinander beginnen auszufallen.

1. Aufgabe

Beschreiben Sie die Begriffe. Nennen Sie je zwei Beispiele.

	Beispiel
Zuwachszähne	
Ersatzzähne	

2. Aufgabe

Ordnen Sie die Entwicklungsstadien dem Alter zu.

Entwicklungsstadium

erster Molar ☐

mittlere Schneidezähne ☐

seitliche Schneidezähne ☐

erste Prämolaren ☐

Eckzähne ☐

zweite Prämolaren ☐

zweite Molaren ☐

dritte Molaren ☐

Alter
1 7–9 Jahre
2 5–7 Jahre
3 10–12 Jahre
4 10–12 Jahre
5 9–12 Jahre
6 6–8 Jahre
7 ab 16 Jahren
8 12–13 Jahre

3. Aufgabe

Nennen Sie den Fachbegriff für den Zahndurchbruch der bleibenden Zähne.

4. Aufgabe

Sind die bleibenden Zähne nach dem Durchbruch vollständig entwickelt? Beschreiben Sie den Sachverhalt.

5. Aufgabe

Wie viele Zähne hat ein bleibendes Gebiss (ohne Weisheitszähne)?

6. Aufgabe

Warum sollte in der Phase des Wechselgebisses auf eine besondere Pflege der Zähne geachtet werden?

Prüfungsgebiet **Empfangen und Aufnehmen von Patientinnen und Patienten**   Diagnostische und therapeutische Maßnahmen – Früherkennungsuntersuchungen

Erläuterungen und Lösungen

1. Aufgabe

Zuwachszähne sind Zähne, die zusätzlich im Kiefer wachsen, z. B. 6er.
Ersatzzähne sind Zähne, die ausfallen und durch bleibende Zähne ersetzt
werden, z. B. 1er, 2er, 3er ...

Man unterscheidet grundsätzlich zwischen Zähnen, die zusätzlich wachsen, das
sind die bleibenden Molaren 6–8, und den Ersatzzähnen. Diese fallen aus und
werden durch bleibende Zähne ersetzt. Dies sind die Zähne 1–5.

2. Aufgabe

Lösung: 2, 6, 1, 4, 5, 3, 8, 7

Auch der Durchbruch der bleibenden Zähne erfolgt in einer bestimmten
Reihenfolge. Diese lautet: 6er, 1er, 2er, 4er, 3er, 5er, 7er, 8er.
Auch hier können mehrere Zähne gleichzeitig durchbrechen. Bei manchen
Kindern beginnt der Zahndurchbruch auch bereits mit 5 Jahren, bei manchen
aber erst mit 7 Jahren. Das Wachstum der Zähne ist mit dem Durchbruch noch
nicht abgeschlossen.

3. Aufgabe

Zweite Dentition

Der Durchbruch der bleibenden Zähne wird zweite Dentition genannt.

4. Aufgabe

Nein, Wurzeln müssen noch ausgebildet werden, die Mineralisation im Bereich
der Kronen ist noch nicht abgeschlossen.

5. Aufgabe

28 Zähne

Ein bleibendes Gebiss hat in der Regel 28 Zähne.

6. Aufgabe

Durch den Zahnwechsel können Schwellungen, Rötungen und Schmerzen
entstehen.

Diese Bereiche werden beim Putzen dann oft ausgespart oder gemieden,
sollten aber auf jeden Fall dringend sorgfältig gereinigt werden.

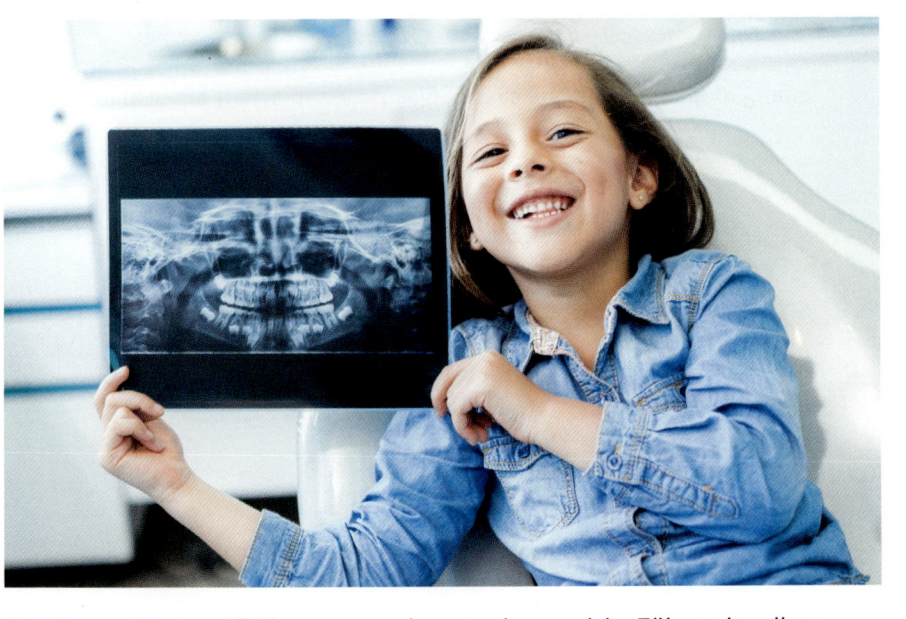

Auf diesem Röntgenbild kann man sehr gut sehen, welche Zähne aktuell vorhanden sind und welche bleibenden Zähne noch nicht durchgebrochen sind.

© Westermann Gruppe

Prüfungsgebiet Empfangen und Aufnehmen von Patientinnen und Patienten   Diagnostische und therapeutische Maßnahmen – Früherkennungsuntersuchungen

Situation zur 1. bis 5. Aufgabe
Nicht bei allen Kindern läuft der Zahndurchbruch nach der Norm. Es kann auch zu Unregelmäßigkeiten kommen.

1. Aufgabe

Wie lautet das Fachwort für Unregelmäßigkeiten im Zahndurchbruch?

_____

2. Aufgabe

Erläutern Sie die Begriffe:

Verfrühter Zahndurchbruch:

_____

_____

Verspäteter Zahndurchbruch:

_____

_____

3. Aufgabe

Beschreiben Sie die Begriffe bei Abweichungen der Zahnanzahl.

Anodontie: _____

Hypodontie: _____

Hyperdontie: _____

4. Aufgabe

Ordnen Sie den Fachwörtern die deutsche Bezeichnung zu.

Deutsche Bezeichnung		Fachwort
Erschwerter Zahndurchbruch	☐	1 Foramen apicale
Auflösen	☐	2 Dentitio difficilis
Durchbruch der bleibenden Zähne.	☐	3 Resorbieren
Wurzelspitzenloch	☐	4 Zweite Dentition
Mahlzahn	☐	5 Dentition
Zahndurchbruch	☐	6 Molar
zu kleine Zähne	☐	7 Anomalie
Unregelmäßigkeiten	☐	8 Mikrodontie

5. Aufgabe

Beschreiben Sie den Begriff Doppelzahnbildung.

_____

_____

_____

_____

_____

_____

Prüfungsgebiet **Empfangen und Aufnehmen von Patientinnen und Patienten** Diagnostische und therapeutische Maßnahmen – Früherkennungsuntersuchungen

Erläuterungen und Lösungen

1. Aufgabe

Anomalie

Das Fachwort für die Unregelmäßigkeiten in der Zahnentwicklung lautet Anomalie.

2. Aufgabe

Verfrühter Zahndurchbruch: Es können schon bei der Geburt Zähne durchgebrochen sein.
Verspäteter Zahndurchbruch: Verzögerungen von mehr als sechs Monaten gelten als verzögert.

In seltenen Fällen kommen Säuglinge schon mit den durchgebrochenen 1ern zur Welt. Sollte beim Zahndurchbruch eine Verspätung von mehr als 6 Monaten vorliegen, ist dieses medizinisch abzuklären. Eventuell liegen z. B. Nichtanlagen vor.

3. Aufgabe

Anodontie: Völlige Zahnlosigkeit

Hypodontie: Zahnunterzahl

Hyperdontie: Zahnüberzahl

Es kommt vor, dass es eine völlige Nichtanlage gibt.
Dies nennt man Anodontie.
Sind einzelne Zähne nicht angelegt, nennt man dies Hypodontie.
Dies betrifft manchmal die 2er.
Hyperdontie nennt man die Überzahl an Zähnen, wenn diese z. B. doppelt angelegt sind.

4. Aufgabe

Lösung: 4, 1, 2, 3, 6, 5, 8, 7

5. Aufgabe

Bei einer Doppelzahnbilung sind die Zähne im Bereich der Krone zusammenhängend.
Bei einer Doppelzahnbildung sind die Zahnkeime doppelt angelegt.
Beim Durchbruch der Zähne können die Zahnkronen miteinander verbunden sein.

> **Hinweis**
>
> *Die Milchzähne sind der erste Satz Zähne, die der Mensch erhält.*
> *Ein komplettes Kindergebiss besteht aus 20 Zähnen, je zehn im Ober- und im Unterkiefer. Pro Kiefer wachsen bei Kindern vier Milchschneidezähne, zwei Milcheckzähne und vier Milchbackenzähne (Molaren).*
>
> *Die Zahnnummern der Milchzähne lauten:*
>
> 55 54 53 52 51   61 62 63 64 65
> *oben links   oben rechts*
>
> 71 72 73 74 75   85 84 83 82 81
> *unten links   unten rechts*
>
> *Die Milchzähne sind mit Wurzeln im Kiefer verankert, genauso wie die bleibenden Zähne. Der Zahnschmelz der Milchzähne ist jedoch höchstens 1 mm dick und damit nur halb so dick wie bei bleibenden Zähnen. Beim Schmelz der bleibenden Zähne ist der Mineralstoffgehalt deutlich höher als bei den Milchzähnen, die dadurch viel anfälliger für Karies sind. Sie sollten daher gründlich gepflegt werden.*

Prüfungsgebiet Empfangen und Aufnehmen von Patientinnen und Patienten   Diagnostische und therapeutische Maßnahmen – Früherkennungsuntersuchungen

Situation zur 1. bis 4. Aufgabe
Fluorid stärkt den Zahnschmelz und kann der Kariesentstehung vorbeugen. Sie führen bei einem fast drei Jahre alten Mädchen die Früherkennungsuntersuchung durch. An drei Stellen ist bereits beginnende Karies zu sehen.

1. Aufgabe

Wie kann das Mädchen Fluoride zu sich nehmen, außer durch die Fluoridierung in der Zahnarztpraxis?
Nennen Sie zwei Möglichkeiten

- _____

- _____

2. Aufgabe

Eine Überdosierung von Fluoriden sollte dringend vermieden werden.
Woher wissen Sie, welche Fluoride das Mädchen bereits bekommt?
Begründen Sie.

_____

_____

_____

3. Aufgabe

Die Behandlerin hat Ihnen aufgetragen, an allen Zähnen einen Fluoridlack aufzutragen. Was müssen Sie beachten?

1 Das Fluorid wirkt nur bei absoluter Trockenlegung.
2 Sie brauchen das Einverständnis der Eltern.
3 Sie beeilen sich, damit das Kind möglichst schnell ausspucken kann.

4. Aufgabe

Bei welchen Patientengruppen kann ein erhöhtes Kariesrisiko eine mehrfache Fluoridierung notwendig machen?

1 Patientinnen/Patienten mit festsitzender Spange
2 geistig und körperlich behinderte Kinder
3 Jungen zwischen 12 und 15 Jahren
4 bei einem erhöhten Kariesrisiko – dmft-Wert
5 Kindergartenkinder

Aufgabe 5

Wie kommt man auf die ideale Fluorid-Menge?

_____

_____

_____

_____

Prüfungsgebiet Empfangen und Aufnehmen von Patientinnen und Patienten

Diagnostische und therapeutische Maßnahmen – Früherkennungsuntersuchungen

Erläuterungen und Lösungen

1. Aufgabe

- Mineralwasser
- Speisesalz
- Zahnpasta
- Fluoridtabletten

Die häusliche Fluoridierung ist auf viele Wege durch die Ernährung möglich. Sollte dies nicht ausreichen, können zusätzlich in Absprache mit dem Kinderarzt und Zahnarzt Fluoridtabletten gegeben werden.

2. Aufgabe

Bei der Früherkennungsuntersuchung wird ein Gespräch mit den Eltern über Ernährungs- und Pflegegewohnheiten geführt.

Bei diesem Gespräch können Sie bereits herausfinden, in welchem Bereich Fluoride zugeführt werden.

3. Aufgabe

Lösung: 2

Grundsätzlich gelten fluoridhaltige Lösungen als Medikamente. Um diese bei einem Kind anwenden zu dürfen, sollten Sie sich unbedingt das Einverständnis der Eltern holen. Schriftlich wäre dies am besten.

4. Aufgabe

Lösung: 1, 2, 4

Bei Kindern mit einer festsitzenden Spange ist die Pflege sehr erschwert und es kann ein erhöhtes Kariesrisiko entstehen. Kinder mit geistig oder körperlicher Beeinträchtigung können selbst oft nicht ausreichend pflegen und sind auf die Hilfe anderer angewiesen. Oft wird diese aber nicht ausreichend zugelassen. Bei der eingehenden Untersuchung oder Früherkennungsuntersuchung wird der aktuelle Befund aufgenommen. Dieser gibt den aktuellen dmft-Wert wieder. An diesem kann ein erhöhtes Kariesrisiko ebenso festgestellt werden.

Aufgabe 5

Das Erreichen der idealen Fluoridmenge hängt von mehreren Umständen ab und ist nicht pauschal zu beantworten.

- Trinkwasser:
  Der Fluoridgehalt im Trinkwasser ist in verschiedenen Regionen Deutschlands unterschiedlich hoch. Wenn die Nahrung mit fluoridhaltigem Trinkwasser zubereitet wird, so muss weniger Fluorid in Form von Tabletten oder Ähnlichem ergänzt werden. Liegt der Fluoridgehalt über 0,7 mg/L, kann auf zusätzlich zugeführtes Fluorid verzichtet werden. Liegt der Gehalt über 1 mg/L, sollte damit keine Babynahrung zubereitet werden.

- Kochen/Backen:
  Wenn beim Kochen oder Backen fluoridiertes Salz verwendet wird, verringert dies die Menge an zusätzlich benötigten Fluoriden. Fluoridiertes Salz darf allerdings nicht in Großküchen oder Bäckereien verwendet werden und ist daher nur für private Haushalte freigegeben.

- Zahnpasta:
  Werden die Zähne mit Zahnpasta mit reduziertem Fluoridgehalt (z. B. Zahnpaste für Erwachsene) geputzt, so sollte auf ausreichend zusätzliche Fluoridzufuhr geachtet werden.

© Westermann Gruppe

Prüfungsgebiet Empfangen und Aufnehmen von Patientinnen und Patienten

Diagnostische und therapeutische Maßnahmen – Kariesentstehung und Kariestherapie

> **Situation zur 1. bis 5. Aufgabe**
> Es gibt außer Karies mehrere Einflüsse, die zu Schäden in der Zahnhartsubstanz führen können. Diese können wir teilweise selbst beeinflussen, teilweise handelt es sich um Fremdeinwirkungen von außen.

1. Aufgabe

Führen Sie drei weitere Möglichkeiten auf.

- _____
- _____
- _____

2. Aufgabe

Durch Gewalteinwirkungen können folgende Schäden entstehen.
Ordnen Sie zu bei welchen Schäden die Zähne erhalten werden können (1) und bei welchen Schäden eine Entfernung notwendig ist (2).

Schmelzfraktur ☐

Schmelz-Dentin-Fraktur ☐

Längsfraktur mit Beteiligung der Wurzel ☐

Schmelz-Dentin-Fraktur mit Eröffnung der Pulpa ☐

3. Aufgabe

Wie entstehen Schäden durch Abrasionen am häufigsten?
Nennen Sie drei Beispiele.

- _____
- _____
- _____

4. Aufgabe

Erosionen an Zähnen können durch exogene und endogene Ursachen entstehen. Beschreiben Sie die Begriffe und nennen Sie je ein Beispiel.

Begriffe	Beispiele
Exogene Ursache	
Endogene Ursache	

5. Aufgabe

Wie kann das Alter der Patientinnen und Patienten Schäden an den Zähnen bewirken?

_____

_____

_____

Prüfungsgebiet **Empfangen und Aufnehmen von Patientinnen und Patienten**

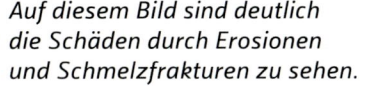

Diagnostische und therapeutische Maßnahmen – Kariesentstehung und Kariestherapie

Erläuterungen und Lösungen

1. Aufgabe

- Alterung
- Gewalteinwirkung
- Erosion
- Abrasion

Schäden in der Zahnhartsubstanz können durch verschiedene Einflüsse entstehen. Die Alterung der Menschen, Gewalteinwirkung, z.B. durch Stürze, Abrasionen, Erosionen, Attrition. Durch all diese Einflüsse wird Zahnhartsubstanz abgebaut.

2. Aufgabe

Lösung: 1, 1, 2, 1

In den meisten Fällen können die Zähne erhalten und die Zahnkronen wieder rekonstruiert werden. Liegt eine Fraktur im Wurzelbereich vor, kann der Zahn nicht mehr erhalten werden und muss entfernt werden.

3. Aufgabe

- Abrasive Zahnpasta
- falsche Zahnputztechnik
- Schrubbtechnik
- zu hoher Druck
- harte Zahnbürsten

Abrasionen werden meist durch falsche Pflegemaßnahmen hervorgerufen. Wird mit zu viel Druck oder der falschen Technik, einer zu harten Bürste oder einer Zahnpasta mit sehr vielen Putzkörperchen gereinigt, kann es im Bereich der Zahnhälse zu keilförmigen Defekten kommen. Diese reagieren oft empfindlich auf Kälte, Säure ...

4. Aufgabe

Begriffe	Beispiele
Exogene Ursache Äußere Ursachen	• säurehaltige Getränke • Medikamente
Endogene Ursache Innere Ursachen	• häufiges Erbrechen • Reflux

5. Aufgabe

Auch Zähne altern und zeigen im Schmelz Abnutzungsspuren.

Die äußere Kronenschicht wird mit dem steigenden Alter der Patientinnen und Patienten immer dünner. Die Zähne sind im Okklusionsbereich stärker abradiert.

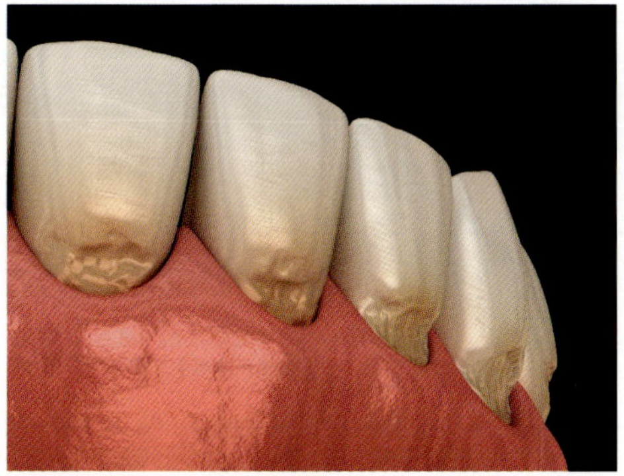

Auf diesem Bild sind deutlich die Schäden durch Erosionen und Schmelzfrakturen zu sehen.

© Westermann Gruppe

Prüfungsgebiet Empfangen und Aufnehmen von Patientinnen und Patienten   Diagnostische und therapeutische Maßnahmen – Kariesentstehung und Kariestherapie

Situation zur 1. bis 6. Aufgabe
Die häufigste Ursache für Schädigung der Zahnhartsubstanz ist Karies. In den letzten Jahren ist die Kariesrate bei Kindern aufgrund der Vorsorgemöglichkeiten stark gesunken.
Doch nicht nur die Pflege beeinflusst die Entstehung von Karies.

1. Aufgabe

Wie lautet der deutsche Begriff für Karies?

2. Aufgabe

Wie lautet die Definition von Karies?

3. Aufgabe

Welche Faktoren müssen zur Entstehung von Karies vorhanden sein?

1 Zahn
2 Bakterien
3 Zeit
4 Viren
5 Nahrung
6 Pilze

4. Aufgabe

Nennen Sie drei individuelle Faktoren, die die Entstehung von Karies begünstigen können.

5. Aufgabe

Beschreiben Sie den Begriff Remineralisation.

6. Aufgabe

Welches individuelle Verhalten von Patientinnen und Patienten jenseits der Mundhöhle spielt bei der Kariesentstehung ebenfalls eine Rolle? Nennen Sie drei Beispiele.

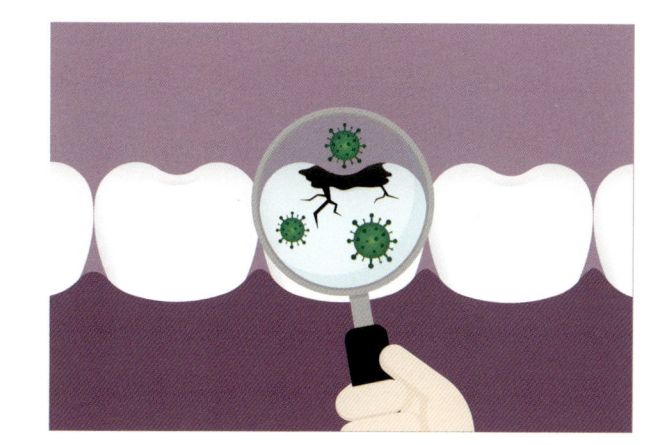

-
-
-

107

Prüfungsgebiet **Empfangen und Aufnehmen von Patientinnen und Patienten**   Diagnostische und therapeutische Maßnahmen – Kariesentstehung und Kariestherapie

Erläuterungen und Lösungen

1. Aufgabe

Zahnfäule

Der deutsche Begriff für Karies lautet Zahnfäule. Dies hört sich jedoch im Gespräch mit Patientinnen und Patienten sehr negativ an. Dadurch hat sich der Begriff Karies festgesetzt.

2. Aufgabe

Karies ist der Verlust von Zahnhartsubstanz durch Säureeinwirkung unter Beteiligung von Bakterien.

3. Aufgabe

Lösung: 1, 2, 3, 5

Für die Entstehung von Karies werden die vier Faktoren Zahn, Nahrung, Zeit und Bakterien benötigt.
Nahrungsreste, die längere Zeit auf dem Zahn haften, werden von den Bakterien verstoffwechselt, bilden so Säure und führen zu einer Demineralisation des Zahnes. An diesen Stellen kann Karies schneller entstehen.

4. Aufgabe

- Zahnstellung
- tiefe Fissuren
- raue Zahnoberfläche

Es gibt individuelle Gegebenheiten, die die Entstehung von Karies begünstigen können. Durch eine enge Zahnstellung oder verschachtelte Zähne können Nischen entstehen, die schwierig zu reinigen sind.
Tiefe Fissuren sind schlechter zu reinigen, an rauen Zahnoberflächen bleiben Beläge besser haften.

5. Aufgabe

Bei der Remineralisation werden die anorganischen Bestandteile Kalzium, Phosphat und Fluorid wieder in den oberflächlich entkalkten Zahn eingebaut.

6. Aufgabe

- Regelmäßige Vorsorgeuntersuchungen
- Ernährungsverhalten
- Mundhygieneverhalten

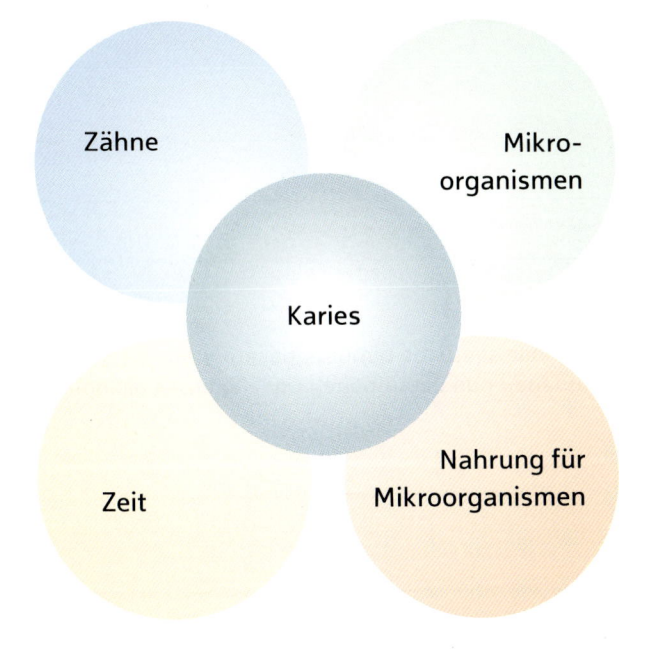

Zähne

Mikro-organismen

Karies

Zeit

Nahrung für Mikroorganismen

Prüfungsgebiet Empfangen und Aufnehmen von Patientinnen und Patienten   Diagnostische und therapeutische Maßnahmen – Kariesentstehung und Kariestherapie

Situation zur 1. bis 5. Aufgabe
Der Verlauf einer Kariesentstehung läuft immer nach dem gleichen Schema ab. Es können langsame oder auch aktive Phasen vorkommen, der Ablauf ist jedoch immer gleich.

1. Aufgabe

Bringen Sie die vier Stadien der Kariesentstehung in die richtige Reihenfolge durch Ziffern von 1–4 in die Kästchen der rechten Spalte.

Schmelzkaries ☐

Kreidefleck ☐

Dentinkaries ☐

Tiefe Karies ☐

2. Aufgabe

Nennen Sie zu jedem Begriff das Fachwort.

Kreidefleck	
Schmelzkaries	
Dentinkaries	
Tiefe Karies	

3. Aufgabe

In welchem der vier Stadien ist eine Karies noch reversibel/umkehrbar?

_____

_____

4. Aufgabe

Bei einer tiefen Karies ist diese bereits bis tief in das Dentin vorgedrungen. Welche Behandlungsmaßnahme muss hier meist zusätzlich zur Füllung durchgeführt werden?

_____

5. Aufgabe

Ordnen Sie die deutschen Begriffe den Fachwörtern zu.

Fachwörter		**Deutsche Begriffe**
Lehre von den natürlichen Lebensfunktionen des Körpers	☐	1 Trauma
Karies fördernd	☐	2 Abrasiv
Scheuernd	☐	3 Physiologie
Äußere Gewalteinwirkung	☐	4 Remineralisation
Wiedereinbau von Mineralien	☐	5 Kariogen
Anregend	☐	6 Enzyme
Schleimhaut	☐	7 Stimulierend
Krank machend	☐	8 Mukosa
Eiweißstoffe	☐	9 Pathogen
Giftstoff	☐	10 Materia alba
Rückfall	☐	11 Läsion
Weicher, abspülbarer Zahnbelag	☐	12 Rezidiv
Schädigung, Verletzung	☐	13 Toxin

109

Prüfungsgebiet Empfangen und Aufnehmen von Patientinnen und Patienten　Diagnostische und therapeutische Maßnahmen – Kariesentstehung und Kariestherapie

Erläuterungen und Lösungen

1. Aufgabe

Lösung: 2, 1, 3, 4

Karies entsteht zuerst an der Zahnoberfläche. Wird sie nicht rechtzeitig erkannt oder behandelt, wird sie immer größer und wächst immer eine Schicht tiefer.

2. Aufgabe

Kreidefleck	White spot
Schmelzkaries	Caries superficialis
Dentinkaries	Caries media
Tiefe Karies	Caries Profunda

Beim White spot ist der Zahnschmelz betroffen. Wird dieser nicht behandelt, wird der Zahnschmelz angegriffen und es liegt eine Caries superficialis vor. Diese Karies ist nicht mehr umkehrbar. Erfolgt hier keine Behandlung, ist der nächste Schritt die Caries media. Hier kann die Patientin bzw. der Patient Schmerzen spüren. Bei der Caries Profunda ist die Karies bis nahe zur Pulpa vorgedrungen.

3. Aufgabe

White Spot

Nur im Stadium der Initialkaries, dem White Spot, ist eine Umkehrung durch Fluoridierung, regelmäßige Kontrollen und die richtigen Pflegemaßnahmen reversibel/umkehrbar.

4. Aufgabe

Eine indirekte Überkappung

Ist die Karies bis in die Nähe der Pulpa vorgedrungen, muss vor der Füllungslegung eine indirekte Überkappung durchgeführt werden.

5. Aufgabe

Lösung: 4, 3, 1, 5, 2, 9, 6, 7, 8, 12, 13, 11, 10

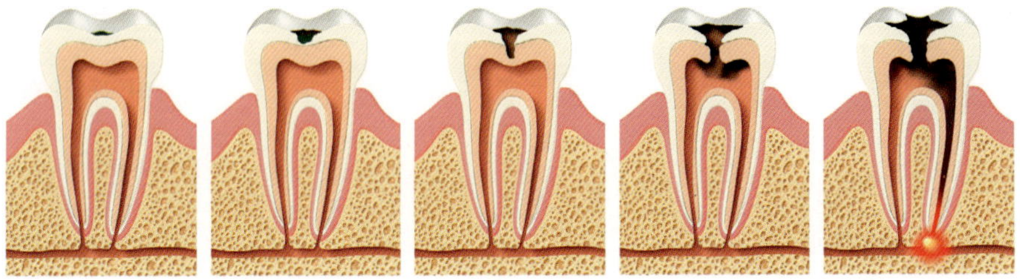

Auf dieser Abbildung kann der Verlauf einer nicht behandelten Karies von einer Initalkaries bis zur apikalten Entzüngung sehr gut verfolgt werden.

© Westermann Gruppe

Prüfungsgebiet Empfangen und Aufnehmen von Patientinnen und Patienten — Diagnostische und therapeutische Maßnahmen – Kariesentstehung und Kariestherapie

Situation zur 1. und 2. Aufgabe
Zur Kariesdiagnostik gibt es verschiedene Verfahren.

1. Aufgabe

Welche fünf Methoden stehen uns zur Kariesdiagnostik zur Verfügung?

- _____
- _____
- _____
- _____
- _____

2. Aufgabe

Welches Verfahren wenden Sie zur Diagnose von Karies in welchem Stadium an?

Verfahren zur Kariesdiagnose	Verfahren
Caries Profunda	
Approximalkaries Frontzähne	
Approximalkaries Seitenzähne	
Fissurenkaries	

Situation zur 3. bis 6. Aufgabe
Sie sollen das Behandlungszimmer vorbereiten. Es handelt sich um einen Patienten, der einen schwarzen Fleck auf seinem Prämolaren entdeckt hat.

3. Aufgabe

Welche Instrumente bereiten Sie für die Behandlung **immer** vor?

_____

4. Aufgabe

Der Patient erkundigt sich bei Ihnen, ob es sich bei dem schwarzen Fleck um Karies handelt. Was sagen Sie ihm?

_____

5. Aufgabe

Sie fertigen zur Kariesdiagnostik an den anderen Zähnen Röntgenbilder an. Welche Technik verwenden Sie?

_____

6. Aufgabe

Ist die Diagnose mit Kaltlichttherapie verpflichtend?

_____

Prüfungsgebiet **Empfangen und Aufnehmen von Patientinnen und Patienten** | Diagnostische und therapeutische Maßnahmen – Kariesentstehung und Kariestherapie

Erläuterungen und Lösungen

1. Aufgabe

- Inspektion
- Sondierung
- Röntgen
- Kaltlicht
- Laser

Die erste Maßnahme zur Kariesdiagnostik ist die Inspektion mit der Sonde und dem Spiegel. Zusätzlich können Röntgenbilder angefertigt werden. Manche Praxen nutzen auch spezielle Laser oder Kaltlicht zur Diagnostik.

2. Aufgabe

Verfahren zur Kariesdiagnose	Verfahren
Caries Profunda	Röntgenbild
Approximalkaries Frontzähne	Kaltlicht
Approximalkaries Seitenzähne	Röntgenbild
Fissurenkaries	Inspektion

Durch Bissflügelaufnahmen kann Karies in den Approximalräumen sehr gut diagnostiziert werden. Auch zur Diagnose von Caries Profunda sind Bissflügelaufnahmen angezeigt. Fissurenkaries kann durch Inspektion oder Sondierung diagnostiziert werden.

3. Aufgabe

Grundbesteck: Spiegel, Sonde, Pinzette

Für jede Behandlung werden grundsätzlich immer ein Spiegel, eine Pinzette und eine Sonde vorbereitet.

4. Aufgabe

Es handelt sich um eine Vorstufe von Karies. Sie kann aber noch rückgängig gemacht werden.

5. Aufgabe

Bissflügelaufnahmen

Bei Bissflügelaufnahmen sind die Kronen der Zähne beider Kiefer zu erkennen. So können mit einer Aufnahme mehrere Zähne kontrolliert werden.

6. Aufgabe

Nein

Die Kaltlichttherapie erleichtert die Diagnose, ist aber nicht verpflichtend.

Prüfungsgebiet Empfangen und Aufnehmen von Patientinnen und Patienten Diagnostische und therapeutische Maßnahmen – Kariesentstehung und Kariestherapie

> **Situation zur 1. bis 3. Aufgabe**
> Zur Kariesbehandlung stehen uns verschiedene Instrumente und Materialien zur Verfügung.

1. Aufgabe

Zur Kariesentfernung werden meist rotierende Instrumente verwendet.
Diese benötigen einen Antrieb.
Nennen Sie drei verschiedene Antriebsmöglichkeiten.

- _____
- _____
- _____

2. Aufgabe

Sie benötigen für die verschiedenen Arbeitsschritte verschiedene rotierende Instrumente. Ordnen sie zu.

Arbeitsschritte		Instrumente
Entfernung von alten Amalgamfüllungen oder Kronen	☐	1 Rosenbohrer
Entfernung von Karies	☐	2 Fräsen
Glätten der Kavitätenränder	☐	3 Diamantschleifer
Ausarbeitung der Füllung	☐	4 Polierscheiben
Politur	☐	5 Finierer

3. Aufgabe

Ihr Patient ist sehr empfindlich und die Spritze wirkt sehr schlecht. Mit welchem Instrument können Sie die Karies von Hand entfernen?

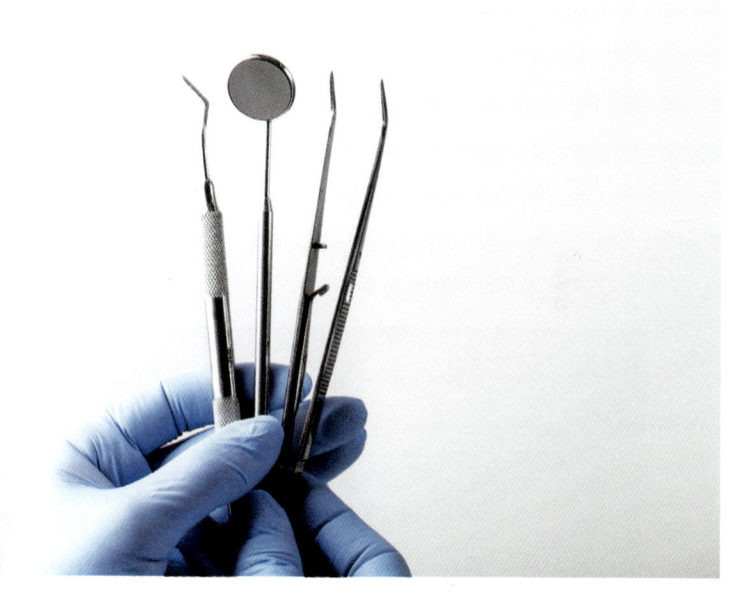

_____

Prüfungsgebiet Empfangen und Aufnehmen von Patientinnen und Patienten | Diagnostische und therapeutische Maßnahmen – Kariesentstehung und Kariestherapie

Erläuterungen und Lösungen

1. Aufgabe

- Handstück
- Winkelstück
- Turbine

Es gibt verschiedene Arten von Antriebsmöglichkeiten. Diese unterscheiden sich hauptsächlich durch den Drehzahlbereich.

2. Aufgabe

Lösung: 2, 1, 3, 5, 4

3. Aufgabe

Exkavator

Der Exkavator (siehe Abbildung) ist ähnlich geformt wie ein scharfer Löffel. Mit seiner Hilfe wird das weiche Dentin vorsichtig ausgekratzt.

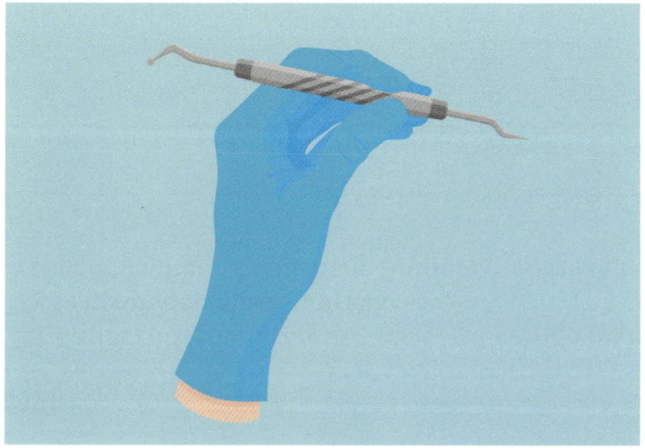

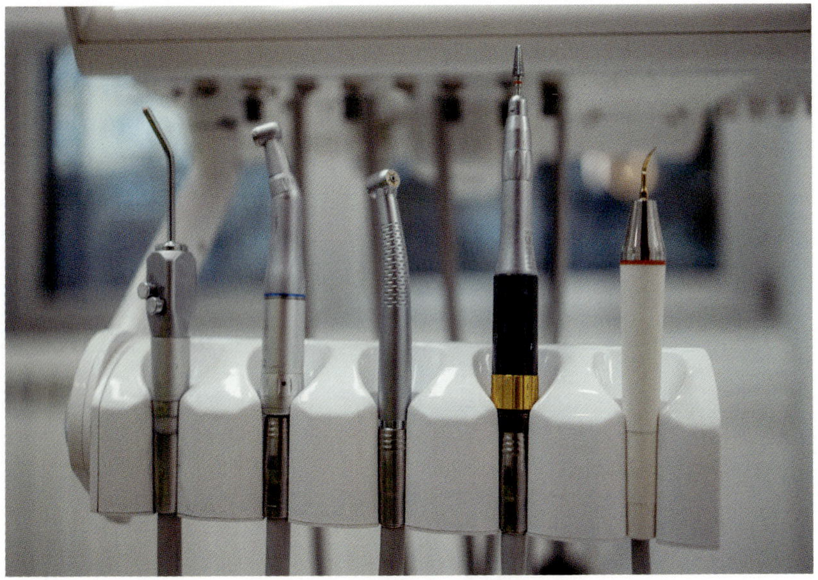

von links nach rechts: Wasserspritze, Winkelstück, Turbine, Handstück, Ultraschall mit ZEG-Aufsatz (zur Zahnsteinentfernung)

© Westermann Gruppe

Prüfungsgebiet Empfangen und Aufnehmen von Patientinnen und Patienten   Diagnostische und therapeutische Maßnahmen – Kariesentstehung und Kariestherapie

Situation zur 1. bis 6. Aufgabe
Zum Einbringen der Füllungsmaterialien benötigen wir verschiedene Instrumente und Hilfsmittel.

1. Aufgabe

Sie haben die Karies vollständig entfernt und bereiten die Kavität für die Füllung vor. Welche Hilfsmittel benötigen Sie?
Nennen Sie drei Hilfsmittel.

- _____
- _____
- _____

2. Aufgabe

Welche Materialien benötigen Sie, um die Kavität optimal für eine Kunststofffüllung unter absoluter Trockenlegung vorzubereiten?

1 Matrize
2 Keil
3 Watterolle
4 Wattepellet
5 Bonding, Primer
6 Pinsel
7 Ätzgel
8 Kofferdam
9 Kältespray
10 Anästhesie
11 Parotispflaster

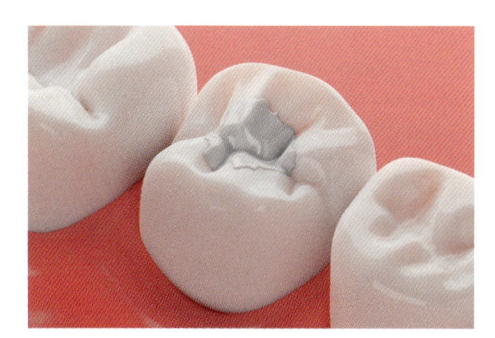

3. Aufgabe

Sie legen eine Füllung in Mehrschichttechnik. Was müssen Sie nach dem Einbringen der verschiedenen Kunststoffschichten durchführen?

_____

4. Aufgabe

Die Füllung ist vollständig eingebracht und Sie formen die Fissur aus. Welche Instrumente benötigen Sie?

_____

5. Aufgabe

Die Füllung ist vollständig gelegt und ausgehärtet. Im letzten Schritt überprüfen Sie die Okklusion und Artikulation.

Beschreiben Sie die beiden Begriffe.

Okklusion:

_____

_____

Artikulation:

_____

_____

6. Aufgabe

Welches ist die letzte Maßnahme beim Legen der Füllung, bevor Sie den Patienten entlassen?

_____

Prüfungsgebiet **Empfangen und Aufnehmen von Patientinnen und Patienten**   Diagnostische und therapeutische Maßnahmen – Kariesentstehung und Kariestherapie

Erläuterungen und Lösungen

1. Aufgabe

- Matrize
- Keil, Bonding
- Pinsel,
- UV-Licht
- Kofferdam

Für die Vorbereitung der Kavität benötigen Sie stets unterschiedliche Dinge. Je nach Füllungslage ist eine Matrize oder ein Keil notwendig, Pinsel dienen zum Auftragen des Bondings, das UV-Licht härtet das Bonding. Diese Aufzählung ist nicht abschließend.

2. Aufgabe

Lösung: 2, 5, 6, 7, 8

Für eine absolute Trockenlegung benötigen Sie immer einen Kofferdam. Eventuell wird zusätzlich noch ein Keil benötigt. Ätzgel, Bonding und Primer müssen für jede Kunststofffüllung aufgebracht werden.

3. Aufgabe

Jede Schicht muss einzeln ausgehärtet werden.

Sie müssen jede Schicht einzeln mit der UV-Lampe aushärten.

4. Aufgabe

Modellierinstrumente/Formspatel

Zur Ausarbeitung können Sie spezielle Modellierinstrumente verwenden, es können aber auch kleine Spatel verwendet werden. Manche Fissuren werden auch mit der Sonde ausgebildet.

5. Aufgabe

Okklusion: beschreibt den Schlussbiss der Patientin bzw. des Patienten beim Zubeißen.

Artikulation: die Zähne werden beim Zubeißen seitlich verschoben.

Bei der Okklusion wird überprüft, ob im Schlussbiss noch Störfaktoren vorhanden sind. Hier werden die Zähne ganz normal geschlossen. Bei der Artikulation werden die Zähne im Schlussbiss seitlich nach rechts und links verschoben, um bei dieser Bewegung einen Störkontakt auszuschließen.

6. Aufgabe

Fluoridierung

Nachdem die Okklusion und Artikulation überprüft wurden, sollte nach jeder Füllung noch eine Fluoridierung erfolgen.

> **Hinweis**
>
> *Zur Vorbeugung von Karies gibt es folgende Möglichkeiten:*
>
> - *Ernährung: Es sollte auf eine ausgewogene Ernährung geachtet und auf häufige, zuckerhaltige Zwischenmahlzeiten (und Getränke) verzichtet werden.*
>
> - *Zahnpflege: Es sollte mindestens zweimal täglich für drei Minuten mit fluoridhaltiger Zahnpaste Zähne geputzt werden. Um Plaque zu vermeiden, sollten alle Zahnflächen systematisch gereinigt werden. Zusätzlich sollten die Zahnzwischenräume mit Zahnseide oder Interdentalbürstchen gereinigt werden. Eine Anleitung zum richtigen Zähneputzen bekommt man in der Regel auch bei der Zahnärztin/beim Zahnarzt.*
>
> - *Zahnschmelz: Die Zähne sollten tägliche durch Fluoride gestärkt werden. Hierzu eignet sich z. B. fluoridhaltige Zahnpasta und fluoridiertes Speisesalz.*
>
> - *Zahnarztpraxis: Die Zähne sollten zweimal jährlich in der Zahnarztpraxis kontrolliert werden. Zusätzlich profitiert die Zahngesundheit von regelmäßiger professioneller Zahnreinigung.*

© Westermann Gruppe

Prüfungsgebiet Empfangen und Aufnehmen von Patientinnen und Patienten Diagnostische und therapeutische Maßnahmen – Kariesentstehung und Kariestherapie

Situation 1. bis 3. Aufgabe
In der Füllungstherapie stehen viele verschiedene Materialien zur Verfügung.

1. Aufgabe

Es gibt plastische und starre Füllungsmaterialien. Beschreiben Sie die Begriffe:

Starr:

_____

Plastisch:

_____

2. Aufgabe

Nennen Sie je zwei plastische und starre Füllungsmaterialien.

Plastisch	Starr

3. Aufgabe

Wie lautet das Fachwort für Füllung?

1 Restauration
2 Rekonstruktion

☐

Situation zur 4. und 5. Aufgabe
Verschiedene plastische Füllungsmaterialien erfordern unterschiedliche Abläufe.
Grundlegende Abläufe sind jedoch bei allen Materialien gleich.

4. Aufgabe

Bringen Sie den Ablauf in die richtige Reihenfolge.

Aushärten bei lichthärtenden Materialien ☐

Politur ☐

Untersuchung einschl. Diagnose ☐

Trockenlegung des Arbeitsfeldes ☐

Oberfläche der Füllung ausarbeiten ☐

Vorbereitung der Kavität ☐

Kontrolle der Okklusion ☐

Überprüfung auf Kariesfreiheit ☐

Karies exkavieren ☐

Kavität präparieren ☐

evtl. Unterfüllung bei vorhandener CP ☐

Füllungsmaterial mit Formhilfen einbringen ☐

5. Aufgabe

Bei der Trockenlegung des zu behandelnden Zahnes haben Sie die Möglichkeit, zwischen absoluter und relativer Trockenlegung zu wählen. Beschreiben Sie den Unterschied. Nennen Sie je ein Verfahren.

_____

_____

_____

Prüfungsgebiet **Empfangen und Aufnehmen von Patientinnen und Patienten**   Diagnostische und therapeutische Maßnahmen – Kariesentstehung und Kariestherapie

Erläuterungen und Lösungen

1. Aufgabe

Starr :   fest
Plastisch: formbar

Plastische Füllungsmaterialien sind weich, wenn sie eingebracht werden, und können noch ausgeformt werden.
Starre Füllungsmaterialien sind fest und können nicht mehr verändert werden.

2. Aufgabe

Plastisch	Starr
• Kunststoff, Amalgam	• Keramik
• Zement, Compomer	• Gold

3. Aufgabe

Lösung: 2

Das Fachwort lautet Restauration. Bei der Restauration wird die zerstörte Zahnhartsubstanz durch künstliches Material wieder aufgebaut.

4. Aufgabe

Lösung: 9, 12, 1, 5, 10, 6, 11, 4, 2, 3, 7, 8

5. Aufgabe

Relative Trockenlegung mit Watterollen o. Ä, absolute Trockenlegung mit Kofferdam, bei der absoluten Trockenlegung erreicht kein Speichel die zu behandelnde Stelle

Eine relative Trockenlegung wird durch Watterollen, Parotispflaster u. Ä. erreicht. Hier ist es aber nicht ausgeschlossen, dass trotzdem Speichel an die zu behandelnde Stelle gelangt. Bei der relativen Trockenlegung wird mithilfe des Kofferdams das zu behandelnde Gebiet trockengelegt. Durch den Gummi ist das Eintreten von Speichel fast vollständig ausgeschlossen.

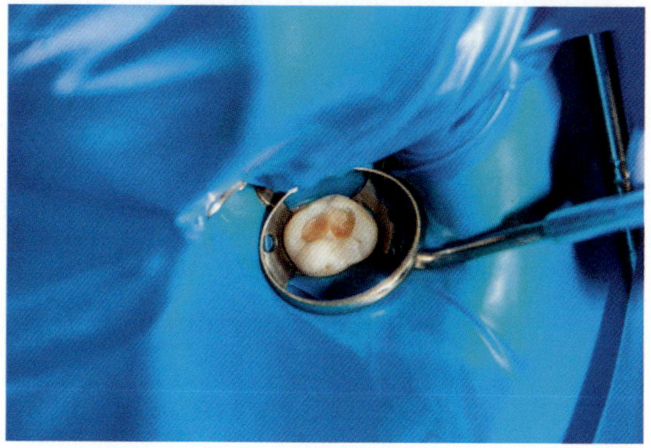

Dieser Zahn ist bereits vollständig präpariert und unter absoluter Trockenlegung bereit zum Einbringen des Füllmaterials.

Prüfungsgebiet Empfangen und Aufnehmen von Patientinnen und Patienten

Diagnostische und therapeutische Maßnahmen – Kariesentstehung und Kariestherapie

Situation zur 1. bis 3. Aufgabe
Statt eine plastische Füllung einzubringen, ist es bei größeren Defekten auch angezeigt, starre Füllungen durchzuführen.

1. Aufgabe

Ihre Patientin hat sich für eine starre Füllung entschieden.
Wie lautet der Fachbegriff?

_____

2. Aufgabe

Sie haben Ihre Praxis bereits auf CAD/CAM umgestellt und können der Patientin ein Keramikinlay anbieten. Nennen Sie zwei Vorteile für die Patientin.

- _____

- _____

3. Aufgabe

Bringen Sie den Ablauf von der Präparation bis zur Eingliederung in die richtige Reihenfolge.

Präparation der Kavität ☐

Politur ☐

Überprüfung auf Kariesfreiheit ☐

Trockenlegung des Arbeitsfeldes ☐

Oberfläche des Inlays ausarbeiten ☐

Scan der Kavität, des Antagonisten und des Bisses ☐

Kontrolle der Okklusion ☐

Einbringen des Inlays mit Kunststoff, einschl. Aushärtung ☐

Situation zur 4. bis 6. Aufgabe
Es ist im Praxisalltag nicht immer möglich, eine definitive Füllung durchzuführen.

4. Aufgabe

Nennen Sie drei Situationen, bei der Sie eine provisorische Füllung legen.

- _____

- _____

- _____

5. Aufgabe

Welche Materialien verwenden Sie für eine provisorische Füllung am häufigsten?

_____

_____

6. Aufgabe

Nennen Sie einen anderen Fachausdruck für provisorische Füllung.

_____

Prüfungsgebiet Empfangen und Aufnehmen von Patientinnen und Patienten

Diagnostische und therapeutische Maßnahmen – Kariesentstehung und Kariestherapie

Erläuterungen und Lösungen

1. Aufgabe

Inlay
Eine starre Füllung wird als Inlay bezeichnet.

2. Aufgabe

- wird alles in einer Sitzung durchgeführt
- keine Abdrücke notwendig

Beim CAD/CAM-Verfahren kann die gesamte Behandlung in einer Sitzung durchgeführt werden. Wir benötigen keine provisorische Versorgung und müssen keine Abdrücke anfertigen.

3. Aufgabe

Lösung: 1, 8, 2, 3, 6, 4, 7, 5

4. Aufgabe

- während einer Wurzelbehandlung
- sehr tiefer Karies
- Notfallbehandlung

Bei einer Wurzelbehandlung sind oft mehrere Behandlungsschritte in verschiedenen Terminen notwendig. Die Kavität wird in diesen Zeiträumen mit einer provisorischen Füllung versorgt.
Liegt eine sehr tiefe Füllung vor und soll erst die Reaktion der Pulpa abgewartet werden, kann zuerst eine provisorische Füllung gelegt werden.
Bei Notfallbehandlungen fehlt oft die Zeit, um eine definitive Füllung zu legen.

5. Aufgabe

- Glasionomer-Zement
- Phosphat-Zement
- Zinkoxid-Eugenol

Bei der Auswahl des Materials spielt die Verweildauer im Mund eine Rolle und oft auch die Vorlieben der bzw. des Behandelnden.

6. Aufgabe

Temporäre Füllung
Da die Füllung nur für einen bestimmten Zeitraum ist, handelt es sich um eine temporäre – zeitlich begrenzte – Füllung.

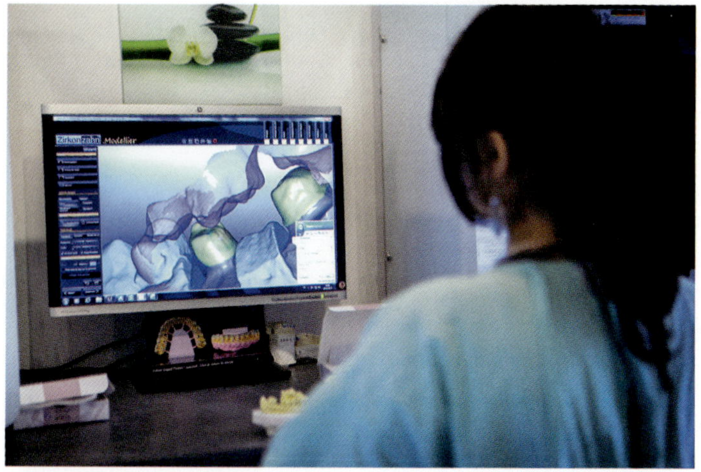

Konstruktion nach Scan am PC

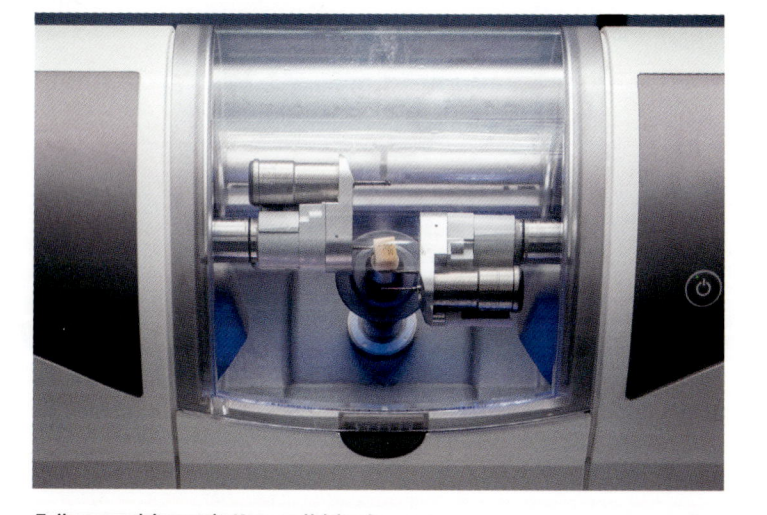

Fräsmaschine mit Keramikblock

Prüfungsgebiet Empfangen und Aufnehmen von Patientinnen und Patienten

Diagnostische und therapeutische Maßnahmen – Wurzelkanalbehandlung

Situation zur 1. und 2. Aufgabe
Während der Pause unterhalten Sie sich mit ihrer Kollegin Nicole, die sich im 2. Ausbildungsjahr befindet. In der Schule wird gerade das Thema Wurzelkanalbehandlung durchgenommen.

1. Aufgabe

Ordnen Sie die fünf Fachbezeichnungen einer Entzündung der entsprechenden lateinischen Bezeichnung zu.

Eingeschränkte Funktion ☐

Schwellung ☐

Schmerz ☐

Wärme ☐

Rötung ☐

1 Dolor
2 Functio laesa
3 Tumor
4 Rubor
5 Calor

2. Aufgabe

Ordnen Sie die Verlaufsformen einer Pulpitis von Hyperämie bis apikale Parodontitis in die richtige Reihenfolge.

Pulpanekrose ☐

Hyperämie ☐

Pulpitis serosa ☐

Pulpagangrän ☐

Pulpitis purulenta ☐

Apikale Parodontitis ☐

Situation zur 3. Aufgabe
Beim Thema Vitalexstirpation ist Nicole noch unsicher und bittet Sie, folgende Fragen zu beantworten.

3. Aufgabe

3.1 Welche drei Behandlungsmöglichkeiten zur Erhaltung der vitalen Pulpa gibt es?

_____

_____

_____

_____

3.2 Erklären Sie den Unterschied zwischen der Vitalexstirpation und der Vitalamputation.

_____

_____

_____

_____

_____

3.3 Was ist eine Vitalexstirpation? ☐

1 Entfernung der gesamten toten Pulpa
2 Entfernung der toten Kronenpulpa
3 Verfahren der Vitalitätsprüfung
4 Amputation der Wurzelspitze
5 Entfernung der gesamten erkrankten lebenden Pulpa unter Anästhesie

121

Prüfungsgebiet **Empfangen und Aufnehmen von Patientinnen und Patienten**

Diagnostische und therapeutische Maßnahmen – Wurzelkanalbehandlung

Erläuterungen und Lösungen

1. Aufgabe

Lösung: 3, 1, 2, 5, 4

2. Aufgabe

Lösung: 2, 3, 5, 1, 4, 6

3. Aufgabe

3.1 Eine Behandlungsmöglichkeit ist die indirekte Überkappung. Hierbei ist die Pulpa nicht eröffnet. Sie wird mit einem Medikament zur Anregung einer Sekundärdentinbildung indirekt überkappt. Anschließend wird die Kavität mit einer Unterfüllung und Füllung verschlossen.
Eine weitere Behandlungsmöglichkeit ist die direkte Überkappung. Hierbei ist die Pulpa punktförmig eröffnet. Sie wird mit einem Medikament zur Tertiärdentinbildung direkt überkappt und anschließend mit einer Unterfüllung und Füllung verschlossen.
Eine weitere Behandlungsmöglichkeit wäre die eher selten vorkommende Pulpotomie. Hierbei wird die vitale Kronenpulpa bis zu den Wurzelkanaleingängen entfernt. Anschließend wird ein Medikament zur Tertiärdentinbildung direkt überkappt und anschließend mit einer Unterfüllung und Füllung verschlossen.

3.2 Bei der Vitalexstirpation wird die gesamte vitale Pulpa unter Lokalanästhesie entfernt.
Bei der Vitalamputation wird die gesamte Kronenpulpa entfernt, sodass mithilfe einer Überkappung die Vitalerhaltung der Wurzelkanäle erreicht werden kann.

3.3 Lösung: 5

Prüfungsgebiet Empfangen und Aufnehmen von Patientinnen und Patienten

Diagnostische und therapeutische Maßnahmen – Chirurgie

Situation zur 1. bis 3. Aufgabe
In Ihrer Praxis finden immer am Mittwoch alle chirurgischen Behandlungen statt. Nächstes Mal dürfen Sie bei den chirurgischen Behandlungen assistieren.
Dies beinhaltet auch die Vor- und Nachbereitung der Zimmer, sowie die Patientenaufklärung.

1. Aufgabe

Welche chirurgischen Behandlungen können in einer Praxis ambulant durchgeführt werden. Nennen Sie fünf Beispiele.

- _____
- _____
- _____
- _____
- _____

2. Aufgabe

Welche chirurgischen Behandlungen sollten stationär durchgeführt werden? Nennen Sie zwei Beispiele.

- _____
- _____

3. Aufgabe

Wie heißen speziell ausgebildete Zahnärzte für den chirurgischen Bereich?

_____

Situation zur 4. bis 6. Aufgabe
Für die chirurgischen Behandlungen stehen uns verschiedene Instrumente zur Verfügung. Da es sich um kritische Medizinprodukte handelt, müssen bestimmte Vorgaben beachtet werden.

4. Aufgabe

Welche Eigenschaft müssen alle chirurgischen Instrumente in der Praxis aufweisen?

_____

5. Aufgabe

Wie lange dürfen Sie chirurgische Instrumente nach der Freigabe aufbewahren?

_____

6. Aufgabe

Chirurgische Instrumente haben auf der Verpackung eine Chargennummer. Warum benötigen Sie diese Nummer?

_____

123

Prüfungsgebiet Empfangen und Aufnehmen von Patientinnen und Patienten

Diagnostische und therapeutische Maßnahmen – Chirurgie

Erläuterungen und Lösungen

1. Aufgabe

- Extraktion
- Zystenbehandlung
- Wurzelspitzenresektion
- Implantation
- Replantation
- PA-Chirurgie
- Osteotomie

Eine Vielzahl von chirurgischen Behandlungen können ambulant durchgeführt werden. Stationäre Behandlungen sind meist bei Kieferbrüchen, plastischen Operationen oder bösartigen Tumoren angezeigt.

2. Aufgabe

- Plastische OP
- Entfernung bösartiger Tumor

3. Aufgabe

- Oralchirurg
- Mund-Gesichts-Kiefer-Chirurg (MKG-Chirurg)

4. Aufgabe

Sterilität

Alle chirurgischen Instrumente müssen vor der der Behandlung steril vorliegen.

5. Aufgabe

6 Monate

Nach spätestens 6 Monaten müssen steril verpackte Instrumente erneut verpackt und sterilisiert werden.

6. Aufgabe

Als Nachweis, dass die Sterilisation ordnungsgemäß durchgeführt wurde. Die Chargennummer muss im Behandlungsblatt der Patientinnen und Patienten dokumentiert werden. Sollte eine Entzündung auftreten und die Patientin oder der Patient behaupten, dass es die Schuld der Praxis sei, kann anhand der Chargennummer nachgewiesen werden, ob der Sterilisationsvorgang richtig durchlaufen wurde.

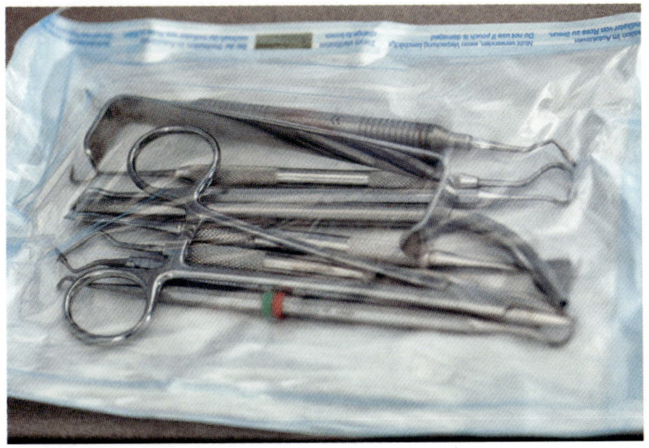

So dürfen Sie niemals Ihre Instrumente einschweißen! Die Instrumente gehen dadurch kaputt. Es muss jedes Instrument immer einzeln verpackt und sterilisiert werden. Eine Ausnahme gilt dann, wenn die Instrumente in einem Tray sortiert liegen und dieses eingeschweißt wird.

Prüfungsgebiet Empfangen und Aufnehmen von Patientinnen und Patienten

Diagnostische und therapeutische Maßnahmen – Chirurgie

Situation zur 1. bis 4. Aufgabe
Zangen werden fast zu jeder Extraktion benötigt.

1. Aufgabe

Benennen Sie die einzelnen Teile der Zange.

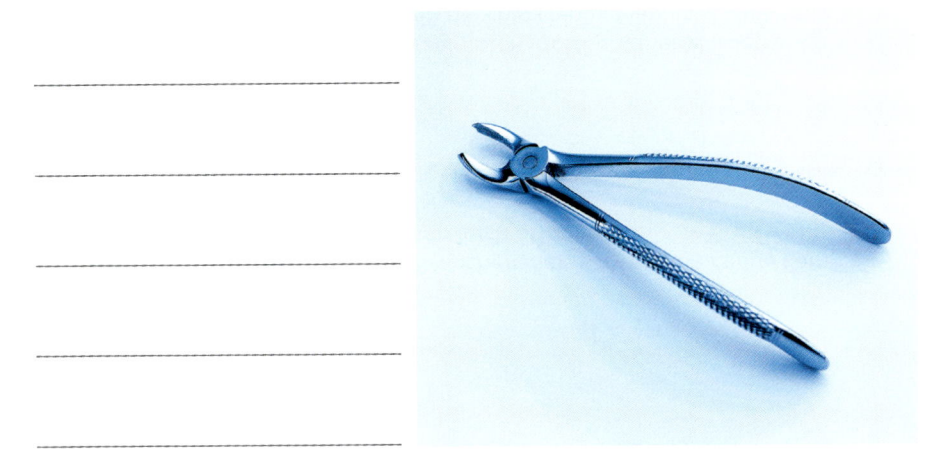

2. Aufgabe

Oberkieferzangen haben ein offenes Maul. Was bedeutet das?

3. Aufgabe

Wie heißt die Zange zur Wurzelrestentfernung im Oberkiefer?

4. Aufgabe

Wie werden Unterkieferzangen noch genannt?

Fortführung der Situation
Zur Lockerung der Zähne werden Hebel verwendet.

5. Aufgabe

Welche Hebel gibt es?

1 Hebel nach Bein

2 Hebel nach Flohr

3 Hebel nach Braun

4 Hebel nach Barry

5 Hebel nach Harry

125

Prüfungsgebiet **Empfangen und Aufnehmen von Patientinnen und Patienten**

Diagnostische und therapeutische Maßnahmen – Chirurgie

Erläuterungen und Lösungen

1. Aufgabe

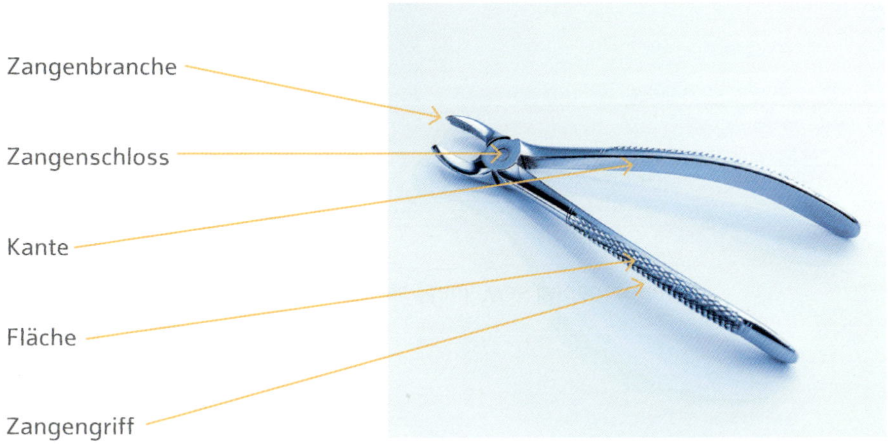

Zangenbranche

Zangenschloss

Kante

Fläche

Zangengriff

2. Aufgabe

Bei einem offenen Maul berühren sich die Branchen nicht.

Bei einer Oberkieferzange sind die Branchen, selbst wenn die Zange komplett geschlossen ist, offen. Das nennt man auch offenes Maul.

3. Aufgabe

Bajonettezangen

Die Zangen zur Entfernung von Wurzelresten im Oberkiefer werden auch Bajonettezangen genannt. Sie hat ein geschlossenes Maul und läuft spitz zu.

4. Aufgabe

Rabenschnabelzangen

Aufgrund der Form der Zangen – die Branchen sind in einem 90-Grad-Winkel zu den Griffen gebogen – werden Sie mit einem Rabenschnabel verglichen.

5. Aufgabe

Lösung: 1, 2, 4

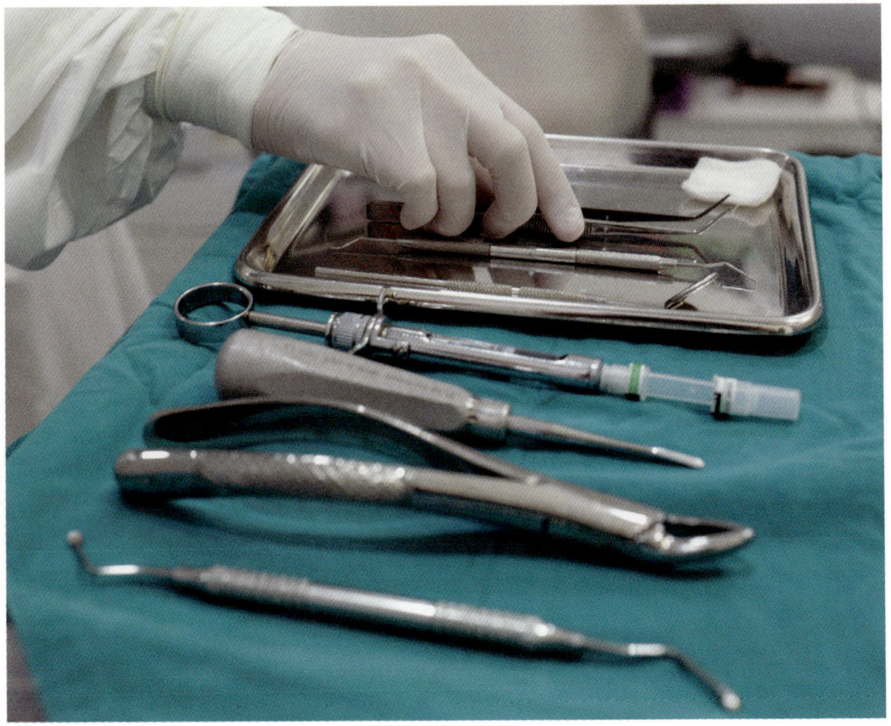

Prüfungsgebiet Empfangen und Aufnehmen von Patientinnen und Patienten

Diagnostische und therapeutische Maßnahmen – Chirurgie

Situation zur 1. bis 3. Aufgabe
Sie sollen für die Entfernung eines Wurzelrestes im Unterkiefer die Behandlung vorbereiten.

1. Aufgabe

Welche Instrumente benötigen Sie **nicht**?

1 Weisheitszahnzange
2 Grundbesteck
3 Skalpell
4 Wurzelrestzange
5 Hebel
6 Heidemannspatel

2. Aufgabe

Sie mussten für die Extraktion mit dem Skalpell schneiden. Welche Dinge/Instrumente benötigen Sie für die Naht?

1 Nahtmaterial, Skalpell, Nadelhalter
2 Nadelhalter, Nahtmaterial, Schere
3 Schere, Nadelhalter, Tamponadenstopfer

3. Aufgabe

Sie sind sich nicht sicher, ob der Wurzelrest restlos entfernt wurde. Wie können Sie dies kontrollieren?

1 Auskratzen mit Skalpell
2 Röntgenbild
3 Kontrolle des herausgenommenen Wurzelrestes reicht aus.

Situation zur 4. bis 6. Aufgabe
Bei den Nahtmaterialien gibt es verschiedene Ausführungen.

4. Aufgabe

Nennen Sie den Unterschied zwischen resorbierbarem und nicht resorbierbarem Nahtmaterial.

Resorbierbar	Nicht resorbierbar

5. Aufgabe

Nennen Sie den Unterschied zwischen traumatischem und atraumatischem Nahtmaterial.

Traumatisch	Atraumatisch

6. Aufgabe

Beschreiben Sie die Begriffe.

Monofiler Faden:

Geflochtener Faden:

Prüfungsgebiet Empfangen und Aufnehmen von Patientinnen und Patienten

Diagnostische und therapeutische Maßnahmen – Chirurgie

Erläuterungen und Lösungen

1. Aufgabe

Lösung: 2, 4, 5

2. Aufgabe

Lösung: 2

3. Aufgabe

Lösung: 2

Nur anhand eines Röntgenbildes können sie sicher feststellen, dass alles restlos entfernt wurde.

4. Aufgabe

Resorbierbar	Nicht resorbierbar
• lösen sich von selbst auf	• müssen in der Praxis entfernt werden

5. Aufgabe

Traumatisch	Altraumatisch
Hier muss der Faden in die Nadel eingefädelt werden.	Hier ist der Faden bereits mit der Nadel fest verbunden.

Bei traumatischem Nahtmaterial liegen die Nadeln und die Fäden separat vor. Der Faden muss selbst eingefädelt werden. Dadurch entsteht an der Wunde eine größere Verletzung. Bei traumatischem Nahtmaterial sind Faden und Nadel getrennt verpackt und müssen eingefädelt werden. Hierdurch entsteht an der Wunde eine größere Verletzung (Nadelöhr mit Faden ist dick).
Bei atraumatischem Nahtmaterial ist der Faden bereits fest mit der Nadel verschweißt. Dies erspart Aufwand, da nicht selbst eingefädelt werden muss, und ergibt keine Verletzung am Zahnfleisch.

6. Aufgabe

Monofil: ein einzelner Faden, sehr glatt
Geflochtener Faden: mehrere Fäden, die miteinander verflochten sind.

Monofile Garne bestehen aus einem einzelnen Faden und sind sehr glatt.
Das eignet sich sehr gut für Hautnähte.
Geflochtene Garne bestehen aus mehreren Fäden, die miteinander verbunden sind. Diese eignen sich für Nähte in der Mundhöhle sehr gut.

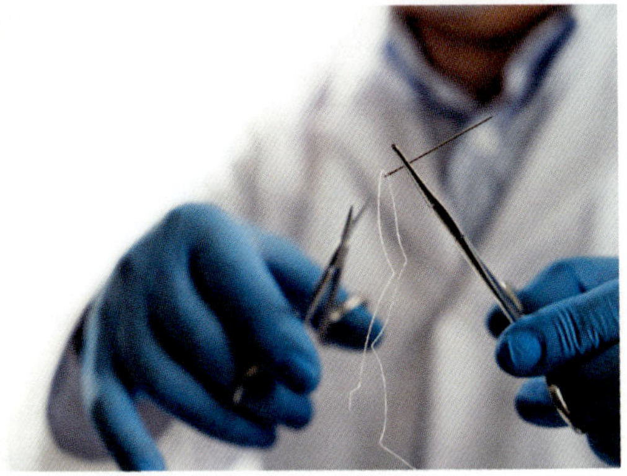

Prüfungsgebiet Empfangen und Aufnehmen von Patientinnen und Patienten

Diagnostische und therapeutische Maßnahmen – Chirurgie

Situation zur 1. bis 6. Aufgabe
Jede chirurgische Behandlung besteht aus mehreren Arbeitsschritten. Diese fangen schon bei der Vorbereitung des Zimmers an.

1. Aufgabe

Nennen Sie für jeden Bereich je zwei Beispiele:

Vorbereitung	
Praxis	Patient/-in

Behandlung	
Praxis	Patient/-in

Nachbereitung	
Praxis	Patient/-in

2. Aufgabe

Nennen Sie die deutschen Begriffe:

Postoperativ	
Präoperativ	
Intraoperativ	

3. Aufgabe

Bringen Sie den Ablauf einer Osteotomie in die richtige Reihenfolge.

Anästhesie ☐

Röntgenaufnahme zur Lagebestimmung ☐

Schnittführung ☐

Entfernung des Zahnes ☐

Freilegung des Zahnes durch Fräsen ☐

Naht legen ☐

Wundsäuberung ☐

Fixierung des Schleimhautlappens ☐

4. Aufgabe

Sie haben den Zahn 16 entfernt. Warum führen Sie im Anschluss einen NasenBlas-Versuch durch?

_____

5. Aufgabe

Wie können Sie eine Mund-Antrum-Verbindung (MAV) noch feststellen?

_____

6. Aufgabe

Was machen Sie, wenn eine MAV vorliegt?

_____

Prüfungsgebiet Empfangen und Aufnehmen von Patientinnen und Patienten

Diagnostische und therapeutische Maßnahmen – Chirurgie

Erläuterungen und Lösungen

1. Aufgabe

Vorbereitung	
Praxis	**Patient/-in**
• Röntgenbild • Aufklärung Komplikationen	• Medikamente • Vorerkrankungen

Behandlung	
Praxis	**Patient/-in**
• Anästhesie • Extraktion	• Wirkung der Anästhesie erfragen • Patient/-in nach Befinden fragen

Nachbereitung	
Praxis	**Patient/-in**
• Nachbereitung Zimmer • Aufbereitung der verwendeten Instrumente	• Aufklärung über Verhaltensweisen • Rezept

2. Aufgabe

Postoperativ	Nach der Operation
Präoperativ	Vor der Operation
Intraoperativ	Während der Operation

Die Begriffe beschreiben die einzelnen Zustände im Ablauf einer Operation.

3. Aufgabe

Lösung: 2, 1, 3, 5, 4, 8, 6, 7

4. Aufgabe

Um festzustellen, ob die Kieferhöhle eröffnet wurde.

Mit dem Nasen-Blas-Versuch können sie feststellen, ob die Kieferhöhle bei der Entfernung des Zahnes eröffnet wurde. Wenn ja, muss diese verschlossen werden, damit keine Keime eindringen können.

5. Aufgabe

Mit einer Knopfsonde.

Eine weitere Möglichkeit ist die Testung mit einer Knopfsonde.

6. Aufgabe

Plastischer Verschluss

Sie müssen die Wunde nach der Extraktion mit einer speicheldichten Naht verschließen, damit keine Keime in die Kieferhöhle eindringen können.

Prüfungsgebiet Empfangen und Aufnehmen von Patientinnen und Patienten

Diagnostische und therapeutische Maßnahmen – Chirurgie

Situation zur 1. bis 2. Aufgabe
Sie führen am Zahn 26 eine Wurzelspitzenresektion durch.

1. Aufgabe

Nennen Sie zwei Gründe, warum eine Wurzelspitzenresektion notwendig sein kann.

_____

_____

2. Aufgabe

Bringen Sie den Ablauf einer Wurzelspitzenresektion in die richtige Reihenfolge.

Anästhesie ☐

Resektion der Wurzelspitze ☐

Wurzelfüllung im übrigen Wurzelbereich ☐

Naht ☐

Ablösen des Muko-Periostlappens ☐

Bogenförmige Schnittführung ☐

Freilegung der Wurzelspitze ☐

Aufbereitung des Wurzelkanals ☐

Situation zur 3. bis 5. Aufgabe
Zysten können verschiedene Ursachen haben und auf verschiedene Arten behandelt werden.

3. Aufgabe

Nennen Sie zwei typische Beispiele für Zysten.

• _____

• _____

4. Aufgabe

Beschreiben Sie die beiden Vorgänge.

Zystektomie: _____

_____

Zystostomie: _____

_____

5. Aufgabe

Was sind die Merkmale von Zysten? ☐ ☐

Zysten ...

1 ... sind schmerzhaft.
2 ... wachsen langsam.
3 ... sind oft Zufallsbefund.
4 ... müssen immer entfernt werden.

131

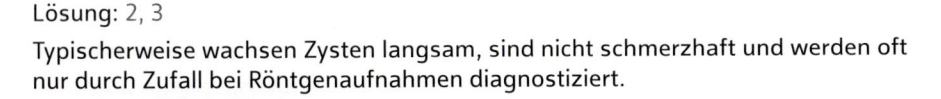

Prüfungsgebiet **Empfangen und Aufnehmen von Patientinnen und Patienten**

Diagnostische und therapeutische Maßnahmen – Chirurgie

Erläuterungen und Lösungen

1. Aufgabe

- Apikale Entzündung
- radikuläre Zyste

Meist ist eine Wurzelspitzenresektion angezeigt, wenn eine radikuläre Zyste oder apikale Parodontitis vorliegt.

2. Aufgabe

Lösung: 1, 5, 7, 8, 3, 2, 4, 6

3. Aufgabe

- Radikuläre Zyste
- folikuläre Zyste

Zysten entstehen meist durch Entzündungen im Wurzelbereich von pulpentoten Zähnen – radikuläre Zyste oder aus dem Gewebe einer Zahnanlage an der Krone noch nicht durchgebrochener Zähne – folikuläre Zysten.

4. Aufgabe

Zystektomie: Die Zyste wird vollständig entfernt.

Zystostomie: Die Zyste wird eröffnet, aber nicht entfernt.

Bei der Zystektomie wird die Zyste mit dem Zystenbalg komplett aus dem Gewebe entfernt. Bei der Zystostomie wird die Zyste eröffnet und mit einer Tamponade offen gehalten, damit die Flüssigkeit ablaufen kann.

5. Aufgabe

Lösung: 2, 3

Typischerweise wachsen Zysten langsam, sind nicht schmerzhaft und werden oft nur durch Zufall bei Röntgenaufnahmen diagnostiziert.

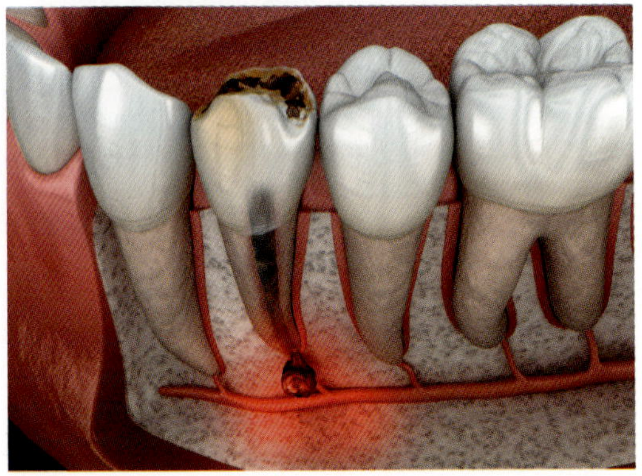

Prüfungsgebiet Empfangen und Aufnehmen von Patientinnen und Patienten

Diagnostische und therapeutische Maßnahmen – Chirurgie

Situation zur 1. und 2. Aufgabe
In der Chirurgie gibt es auch die präprothetische Chirurgie.
Hier werden Maßnahmen ergriffen, um das Prothesenlager zu verbessern.

1. Aufgabe

Welche Maßnahmen dienen der Verbesserung des Prothesenlagers?

1 Beseitigung störender Schleimhautbänder
2 Beseitigung des Diastema
3 Beseitigung des Schlotterkamms
4 Glättung von Zahnkanten
5 Glättung von Knochenkanten
6 Aufbau des Kieferkamms mit körpereigenem oder körperfremdem Material
7 Auskratzen einer Wunde

2. Aufgabe

Wann wird die präprothetische Chirurgie durchgeführt?

1 In der Präparationssitzung
2 Bei der Eingliederung
3 Während oder nach der Extraktion

3. Aufgabe

Warum werden die Maßnahmen vor der Herstellung des Zahnersatzes durchgeführt und nicht erst im Anschluss? Begründen Sie.

Situation zur 4. und 5. Aufgabe
Bei chirurgischen Behandlungen kann es auch zu Komplikationen kommen.

4. Aufgabe

Nennen Sie drei mögliche Komplikationen.

•
•
•

5. Aufgabe

Nennen Sie vier Verhaltenshinweise für Patientinnen und Patienten nach einem chirurgischen Eingriff, um spätere Komplikationen auszuschließen.

133

Prüfungsgebiet Empfangen und Aufnehmen von Patientinnen und Patienten

Diagnostische und therapeutische Maßnahmen – Chirurgie

Erläuterungen und Lösungen

1. Aufgabe

Lösung: 1, 3, 5, 6

2. Aufgabe

Lösung: 2

Die präprothetische Behandlung wird während oder nach der Extraktion durchgeführt. Knochenkanten können schon während der Extraktion geglättet werden. Manchmal ist dies auch erst nach der Abheilphase ersichtlich. Schleimhautbänder oder Schlotterkämme können in der gleichen oder einer separaten Sitzung entfernt werden. Körperfremdes oder körpereigenes Material kann in der gleichen Sitzung wie die der Extraktion eingebracht werden. Sollte erst nach der Abheilphase ein Knochendefekt entdeckt werden, kann dieser in einer neuen Behandlung behoben werden. Vor der Anfertigung des Zahnersatzes sollten die präprothetischen Behandlungen abgeschlossen sein.

3. Aufgabe

Aufgrund von störenden Schleimhautbändern, Knochenkanten, eines Schlotterkammes, o. Ä. kann der Zahnersatz nicht richtig hergestellt werden und hat somit auch keinen vollständige Funktion. Daher müssen die Maßnahmen vor Beginn durchgeführt werden und evtl. auch Abheilphasen abgewartet werden. Erst dann ist es sinnvoll einen neuen Zahnersatz herzustellen.

4. Aufgabe

- Lockerung der Nachbarzähne
- Verletzung von Nerven
- Fraktur der Wurzel

Bei der Entfernung von Zähnen kann es zu Verletzungen von Nerven kommen. Durch Lockern des zu entfernenden Zahnes mit dem Hebel, kann es zu Lockerungen an den Nachbarzähnen kommen. Auch eine Fraktur der Wurzel kann vorkommen. Über die möglichen Komplikationen müssen Patientinnen und Patienten vor der Behandlung aufgeklärt werden.

5. Aufgabe

- keine schweren Dinge heben
- ein paar Tage kein Sport
- die Wunde sehr vorsichtig reinigen oder Reinigung ein bis zwei Tage aussparen
- essen und trinken erst, wenn die Anästhesie nicht mehr wirkt

Patientinnen und Patienten sollten starke Belastung durch Tragen oder Heben vermeiden, da dies zu Nachblutungen führen kann, ebenso ist es mit dem Sport und der Sauna. Die Wunde sollte vorsichtig gereinigt werden, damit sie nicht immer wieder erneut verletzt wird, evtl. auch ein paar Tage mit der Pflege aussetzen. Solange die Anästhesie wirkt, sollten Patientinnen und Patienten nichts essen oder trinken, damit Verletzungen, da das Gefühl noch nicht vorhanden ist, vermieden werden.

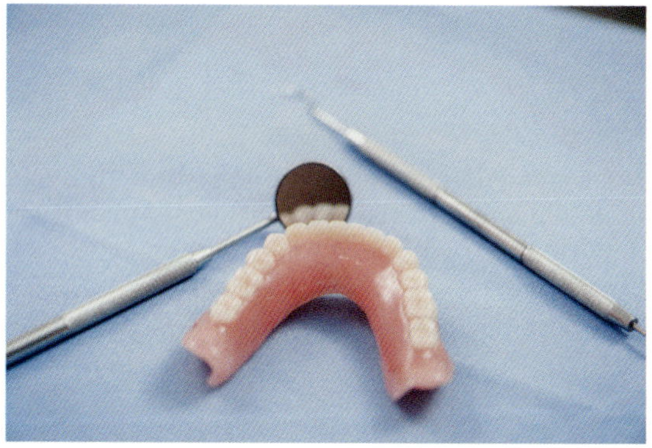

Prüfungsgebiet Empfangen und Aufnehmen von Patientinnen und Patienten

Diagnostische und therapeutische Maßnahmen – Arzneimittellehre

Situation
Die Auszubildende Mariana arbeitet heute zusammen mit Lisa in der Anmeldung. Als sie sich das Formular des Anamnesebogens der Praxis anschauen, stolpert Mariana über die Frage nach der Einnahme von Arzneimitteln. Sie wundert sich, wozu diese Frage in einer Zahnarztpraxis gestellt wird.

Fortführung der Situation
Mariana fragt sich, ob die Zahnärzte und Zahnärztinnen des Dentalzentrums alle Medikamente kennen und was sie mit den Informationen auf dem Anamnesebogen machen?

1. Aufgabe

1.1 Definieren Sie den Begriff Arzneimittel.

_____

_____

1.2 Erläutern Sie, warum die Frage nach der Einnahme von Arzneimitteln auf dem Anamnesebogen wichtig ist.

_____

_____

_____

1.3 Nennen Sie die Wirkung folgender Arzneimittelgruppen.

Arzneimittelgruppe	Wirkung
Analgetika	
Antiseptika	
Antikoagulantia	
Antihypertonika	
Antiphlogistika	

2. Aufgabe

2.1 Wie heißt das Verzeichnis, in dem sämtliche Arzneimittel in Deutschland zusammengefasst ist?

_____

2.2 Ordnen Sie die Arzneimittelformen den folgenden Beispielen zu.

Beispiele		Arzneimittelformen
Salben	☐	1 fest
		2 streichfähig
Tabletten	☐	3 flüssig
		4 gasförmig
Dragees	☐	
Aerosole	☐	
Gele	☐	
Kapseln	☐	
Tee	☐	

2.3 Nennen Sie den Fachbegriff für die Verabreichung von Arzneimittel.

_____

2.4 Unterscheiden Sie zwischen lokaler und systemischer Verabreichung.

_____

_____

_____

Prüfungsgebiet Empfangen und Aufnehmen von Patientinnen und Patienten

Diagnostische und therapeutische Maßnahmen – Arzneimittellehre

Erläuterungen und Lösungen

1. Aufgabe

1.1 Arzneimittel sind Wirkstoffe oder Zubereitungen aus Stoffen, die geeignet sind, im oder am Körper zu einer Linderung, Verhütung oder Heilung von Krankheiten zu führen.

1.2 Die Frage nach der Einnahme ist für die Zahnärztin bzw. den Zahnarzt aus mehreren Gründen wichtig:

- Mögliche Wechselwirkungen bzw. Gegenanzeigen bei der Verschreibung von weiteren Medikamenten
- Die Angabe gibt Hinweise auf Vorerkrankungen, die die Patientinnen und Patienten möglicherweise nicht direkt im Blick haben. Die Einnahme von blutverdünnenden Medikamenten wird von Betroffenen mitunter nicht als bedeutsam erlebt. Wird dieser Person jedoch ein Zahn extrahiert, muss der Wert der Blutgerinnung (Quick-Wert) vorab untersucht werden, um Komplikationen während und nach der Extraktion zu vermeiden.
- Um mögliche Nebenwirkungen auf Arzneimittel zurückführen zu können (z. B. Mundtrockenheit)

1.3

Arzneimittelgruppe	Wirkung
Analgetika	Schmerzmittel
Antiseptika	Keimhemmend
Antikoagulantia	Hemmung der Blutgerinnung
Antihypertonika	gegen erhöhten Blutdruck
Antiphlogistika	gegen Entzündungen

2. Aufgabe

2.1 Die Rote Liste

Sie enthält Zusammenfassungen aus Gebrauchs- und Produktinformationen der Humanarzneimittel. Auf der Homepage *www.rote-liste.de* kann nach Wirkstoffen, Präparaten oder Arzneimittelgruppen recherchiert werden.

2.2 Lösung: 2, 1, 1, 4, 2, 1, 1

2.3 Der Fachbegriff lautet Applikation.

2.4

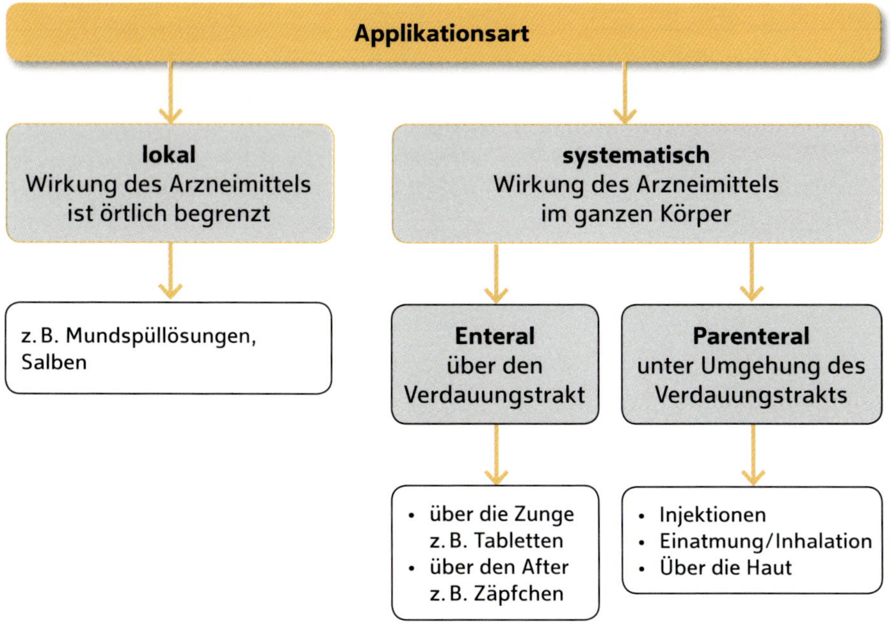

Applikationsart

lokal
Wirkung des Arzneimittels ist örtlich begrenzt

systematisch
Wirkung des Arzneimittels im ganzen Körper

z. B. Mundspüllösungen, Salben

Enteral
über den Verdauungstrakt

Parenteral
unter Umgehung des Verdauungstrakts

- über die Zunge z. B. Tabletten
- über den After z. B. Zäpfchen

- Injektionen
- Einatmung/Inhalation
- Über die Haut

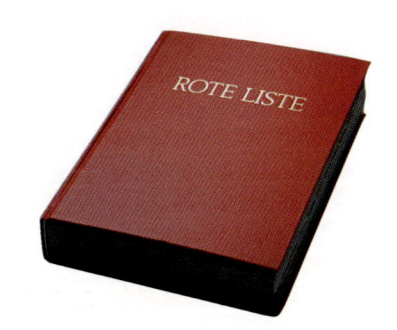

© Westermann Gruppe

Prüfungsgebiet Empfangen und Aufnehmen von Patientinnen und Patienten

Diagnostische und therapeutische Maßnahmen – Arzneimittellehre

> **Situation**
> Die ZFA Ilayda erzählt Mariana, dass im Dentalzentrum eine Reihe von Arzneimitteln verwendet wird, wie z. B. Fluoridgel und Calciumhydroxid. „Fluoridgel?"
> Mariana wundert sich: „Fluorid ist ja auch in Zahnpasta enthalten, warum kann ich die dann im Supermarkt kaufen?"
> Klären Sie Mariana über die Unterschiede der Arzneimittelabgabe auf.

3. Aufgabe

3.1 Unterscheiden Sie drei Formen der Arzneimittelabgabe.

3.2 Apothekenpflichtige Arzneimittel können rezeptfrei oder verschreibungspflichtig sein. Erklären Sie den Unterschied.

rezeptfrei	verschreibungspflichtig

3.3 Wie ist die Abgabe von Fluoridgel und Zahnpasta geregelt? Ordnen Sie diese der korrekten Arzneimittelabgabe zu.

> **Situation für 4. und 5. Aufgabe**
> Im Anschluss an die Behandlung des 8-jährigen Mika erhält dessen Vater von Frau Dr. Mrosek ein E-Rezept über ein Fluoridgel.
> Wenden Sie Ihre Kenntnisse zum Thema Rezepterstellung an.

4. Aufgabe

4.1 Nennen Sie die neun Angaben, die ein kassenärztliches Rezept enthalten muss.

4.2 Erklären Sie, wie Frau Dr. Mrosek das E-Rezept unterzeichnen kann.

4.3 Wie kann Mikas Vater das Rezept in der Apotheke einlösen? Nennen Sie drei Möglichkeiten.

-
-
-

Prüfungsgebiet **Empfangen und Aufnehmen von Patientinnen und Patienten**   Diagnostische und therapeutische Maßnahmen – Arzneimittellehre

Erläuterungen und Lösungen

3. Aufgabe

3.1   Unterschieden werden:
- frei verkäufliche Arzneimittel
- Apothekenpflichtige Arzneimittel (rezeptfrei, verschreibungspflichtig)
- Betäubungsmittel

3.2

rezeptfrei	verschreibungspflichtig
Arzneimittel, die nur in Apotheken erhältlich sind, da das Fachpersonal dort ggfs. eine Beratung vornehmen kann	Arzneimittel, die nur auf (zahn-)ärztliche Verordnung (Rezept) an den Patienten bzw. die Patientin ausgegeben werden dürfen

3.3   Der Fluoridgehalt von Zahnpasta und Fluoridgel ist unterschiedlich, daher ist auch die Abgabe unterschiedlich geregelt.
Fluoridgel ist rezeptfrei und apothekenpflichtig.
Zahnpasta ist frei verkäuflich, also auch in Drogerien erhältlich.

4. Aufgabe

4.1
- Name und Geburtsdatum der Patientin/des Patienten
- Berufsbezeichnung der (Zahn-)Ärztin/des (Zahn-)Arztes
- Datum der Ausfertigung
- Bezeichnung des Fertigarzneimittels oder des Wirkstoffes (Rezeptur)
- Darreichungsform
- Abzugebende Menge
- Dosierungsangabe
- Gebrauchsanweisungen bei in der Apotheke hergestellten Arzneimitteln
- Eigenhändige Unterschrift der (Zahn-)Ärztin oder des (Zahn-)Arztes bzw. elektronische Signatur

4.2   Die E-Rezepte werden elektronisch signiert. Dazu erhält Frau Dr. Mrosek einen E-Zahnarztausweis. Dieser Ausweis ermöglicht zusammen mit einem PIN die Signatur des Rezepts.

Unterschieden werden:

Einzelsignatur	E-Zahnarztausweis und PIN-Eingabe für die Signatur eines Dokuments
Stapelsignatur	E-Zahnarztausweis und PIN-Eingabe zur gleichzeitigen Signatur mehrerer Dokumente
Komfortsignatur	E-Zahnarztausweis und PIN-Eingabe für die Signatur von bis zu 250 Dokumenten innerhalb eines Tages

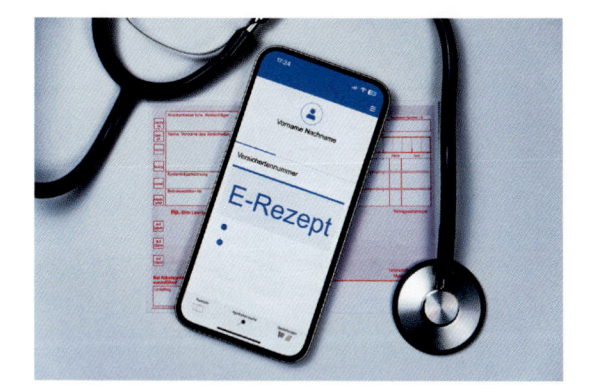

4.3   Das Rezept wird über den Rezeptcode (E-Rezept-Token) eingelöst, über:
- Papierausdruck mit QR-Codes, der in der Apotheke vorgelegt wird
- eGK (elektronische Gesundheitskarte)
- App

Prüfungsgebiet Empfangen und Aufnehmen von Patientinnen und Patienten

Diagnostische und therapeutische Maßnahmen – Arzneimittellehre

5. Aufgabe

5.1 Beschriften Sie die Bestandteile des vorliegenden Rezepts.

Feld	Bedeutung
1	
2	
3	
4	
5	
6	
7	

5.2 Übersetzen Sie die folgenden Abkürzungen auf Rezepten.

Supp. _____   Noctu _____

Tbl. _____   Aut idem _____

5.3 Das E-Rezept wurde für Kassenpatientinnen und -patienten eingeführt. Wie erfolgt die Verordnung für Privatpatientinnen und -patienten?

_____

Situation
Die Lagerung und Entsorgung von Arzneimitteln erfolgt nach Herstellerangaben. Worauf müssen Sie bei der Kontrolle achten?

6. Aufgabe

6.1 Nennen Sie mindestens vier Aspekte, die Sie bei der Lagerung von Arzneimitteln berücksichtigen müssen.

- _____
- _____
- _____
- _____

6.2 Nennen Sie drei Aspekte, die Sie bei der Kontrolle der Arzneimittelbestände prüfen müssen.

- _____   • _____   • _____

6.3 Nennen Sie die gesetzlichen Grundlagen, die den Umgang mit Arzneimitteln regeln.

_____

_____

6.4 Erläutern Sie die fachgerechte Entsorgung von verfallenen Arzneimitteln.

_____

Prüfungsgebiet Empfangen und Aufnehmen von Patientinnen und Patienten

Diagnostische und therapeutische Maßnahmen – Arzneimittellehre

Erläuterungen und Lösungen

5. Aufgabe

5.1

Feld	Bedeutung
1	Verordnungsfeld (hier stehen die verordneten Arzneimittel/max. 3 pro Rezept)
2	Angabe der Krankenkasse bzw. des Kostenträgers
3	Daten der Patientin/des Patienten (Name, Geburtsdatum, Anschrift)
4	Vertragsstempel (mit KZV-Nummer) und Unterschrift der Zahnärztin bzw. des Zahnarztes
5	Information darüber, ob gebührenfrei (ohne Zuzahlung) oder gebührenpflichtig (Rezeptgebühr)
6	Angaben der Apotheke
7	Aut idem (oder das Gleiche), die Apotheke kann ein gleichwertiges Arzneimittel ausgeben. Ist hier ein Kreuz gesetzt, muss das verordnete Medikament ausgegeben werden.

5.2   Supp.   Suppositoria = Zäpfchen

        Tbl.   Tabulettae = Tabletten

        Noctu   Nachts

        Aut idem   Oder ein Gleiches

Aut idem: Das Apothekenpersonal ist aus wirtschaftlichen Gründen dazu angehalten, das günstigste Präparat an den Patienten bzw. die Patientin abzugeben. Soll dieser bzw. diese genau das genannte Präparat erhalten, muss das Feld auf dem Rezept angekreuzt sein.

5.3   Für Privatpatientinnen und -patienten gibt es kein verbindliches Rezeptformular. Dennoch müssen folgende Daten auf dem Rezept enthalten sein:

- die Bezeichnung des Arzneimittels/Wirkstoffes
- Wirkstoffmenge
- Darreichungsform
- Name und Geburtsdatum des Patienten/der Patientin
- Name, Vorname sowie die Anschrift der ausstellenden (Zahn-)Ärztin bzw. des (Zahn-)Arztes
- Telefonnummer zur Kontaktaufahme
- Ausstellungsort und Ausstellungsdatum
- Unterschrift der ausstellenden (Zahn-)Ärztin bzw. des (Zahn-)Arztes

6. Aufgabe

6.1
- Herstellerangaben zur Lagerung beachten, z. B. vor Wärme schützen, Lichtschutz
- ordentliche und übersichtliche Aufbewahrung
- angemessener Vorrat
- Betäubungs- und Suchtmittel unter Verschluss halten (Betäubungsmittelgesetz)
- regelmäßige Überprüfung
- Grundsätzlich in der Originalverpackung aufbewahren

> **Tipp**
>
> *Kurzes Verfallsdatum nach vorne sortieren.*

6.2
- Haltbarkeit
- Lagerung
- Vollständigkeit

6.3
- Arzneimittelgesetz (AMG)
- Betäubungsmittelgesetz (BtMG)
- Betäubungsmittel-Verschreibungsverordnung (BtMVV)

6.4   Arzneimittel werden im Hausmüll entsorgt.
Größere Mengen können auch über die Apotheke oder direkt als Sondermüll entsorgt werden.

© Westermann Gruppe

Prüfungsgebiet Empfangen und Aufnehmen von Patientinnen und Patienten

Zahnärztliche Leistungen abrechnen – Allgemeine Bestimmungen

Situation zur 1. bis 3. Aufgabe
Jeder Einwohner mit Wohnsitz in Deutschland muss (bis zu einer bestimmten Einkommensgrenze) Mitglied einer gesetzlichen Krankenkasse sein.

1. Aufgabe

Nennen Sie die drei verschiedenen Krankenversicherungsarten.

_____

2. Aufgabe

Die gesetzlichen Krankenkassen teilen sich in zwei verschiedene Bereiche. Nennen Sie die beiden Bereiche.

1 _____ 2 _____

3. Aufgabe

Nennen Sie für jeden der beiden Bereiche je zwei Krankenkassen.

1 _____ 2 _____

4. Aufgabe

In welchem Verzeichnis finden Sie alle gesetzlichen Krankenkassen?

_____

Situation zur 5. bis 7. Aufgabe
Bei den gesetzlichen Krankenkassen gibt es verschiedene Versicherungsmodelle.

5. Aufgabe

Welche drei Möglichkeiten gibt es, in der gesetzlichen Krankenkasse versichert zu sein?

- _____

- _____

- _____

6. Aufgabe

In welchem Teil des Gesetzes ist die Krankenversicherung geregelt?

_____

7. Aufgabe

Leistungen der gesetzlichen Krankenkasse unterliegen dem Wirtschaftlichkeitsgebot. Was bedeutet dies?

1　Ausreichend
2　Wirtschaftlich
3　Wunschleistung
4　Zweckmäßig
5　Nicht notwendig

Prüfungsgebiet **Empfangen und Aufnehmen von Patientinnen und Patienten**   Zahnärztliche Leistungen abrechnen – Allgemeine Bestimmungen

Erläuterungen und Lösungen

1. Aufgabe

- Gesetzliche Versicherung
- private Versicherung
- sonstige Kostenträger

Das Krankenversicherungssystem unterteilt sich in die gesetzlichen und privaten Versicherungen sowie die sonstigen Kostenträger.

2. Aufgabe

1 Primärkassen   2 Ersatzkassen

Das Sozialgesetzbuch gibt die Primärkassen vor. Zur Unterscheidung zu den gesetzlichen Krankenkassen werden die anderen Krankenkassen Ersatzkassen genannt.

3. Aufgabe

1 Primärkassen: AOK, LKK; IKK
2 Ersatzkassen: TK, DAK, HEK, KKH

4. Aufgabe

Bundeseinheitliches Kassenverzeichnis
Alle gesetzlichen Krankenkassen sind im bundeseinheitlichen Kassenverzeichnis mit einer 12-stelligen Nummer gespeichert. Dieses Verzeichnis erhalten Sie jedes Quartal aktualisiert bei Ihrer KZV.

5. Aufgabe

- Mitglied
- Familienmitglied
- Freiwillige Versicherung

Sie sind als Arbeitnehmer oder Rentner in der gesetzlichen Krankenkasse als Mitglied versichert. Ihre Familienmitglieder, die noch nicht berufstätig sind, sind kostenfrei in der Familienmitgliedschaft mitversichert. Sollte Ihr Einkommen die Beitragsbemessungsgrenze überschreiten, können Sie wählen, ob sie freiwillig in der gesetzlichen Krankenkasse versichert sein oder in eine private Versicherung wechseln möchten.

6. Aufgabe

Im SGB V
Alle Regelungen zur Krankenversicherung sind im Sozialgesetzbuch Teil V geregelt.

7. Aufgabe

Lösung: 1, 2, 4

Alle Leistungen, die Sie über die gesetzliche Krankenkasse abrechnen möchten, müssen ausreichend, zweckmäßig und wirtschaftlich sein. Sie dürfen das Maß des Notwendigen nicht überschreiten.

© Westermann Gruppe

Prüfungsgebiet Empfangen und Aufnehmen von Patientinnen und Patienten

Zahnärztliche Leistungen abrechnen – Allgemeine Bestimmungen

> **Situation**
> Alle Zahnärztinnen und Zahnärzte sind Pflichtmitglied in der Landeszahnärztekammer.

1. Aufgabe

Welche Aufgaben haben die jeweiligen Landeszahnärztekammern? Geben Sie die **richtigen** Aussagen an.

1 Fachzahnarztanerkennung
2 Öffentlichen Gesundheitsdienst unterstützen
3 Abrechnung mit den Krankenkassen
4 Fortbildungen Zahnärztinnen/Zahnärzte und Personal durchführen
5 Standespolitische Aufgaben
6 Altersversorgung der Zahnärztinnen/Zahnärzte gewährleisten

> **Situation zur 2. und 3. Aufgabe**
> Sie haben in Ihrer Praxis ab Herbst einen neuen Auszubildenden.

2. Aufgabe

Welche Aufgaben hat die Kammer im Zusammenhang mit Auszubildenden?

1 Keine, das übernimmt die Schule.
2 Ausbildungsvertrag genehmigen
3 zur Prüfung zulassen
4 Berichtsheft kontrollieren

3. Aufgabe

Wer meldet Auszubildende bei der Kammer an?

1 Auszubildende selber
2 die Schule
3 die Praxis

> **Situation zur 4. bis 6. Aufgabe**
> Eine Zahnärztin bzw. ein Zahnarzt, die/der auch Kassenpatientinnen und -patienten behandelt, muss neben der Landeszahnärztekammer auch Mitglied in der jeweiligen KZV seines Bundeslandes sein.

4. Aufgabe

Wie heißt die übergeordnete Vereinigung, der alle Kassenzahnärztlichen Vereinigungen (KZV) angehören?

_____

5. Aufgabe

Wo haben Sie als zahnmedizinische Fachangestellte bzw. als zahnmedizinischer Fachangestellter in der Praxis Kontakt mit der KZV?

_____

6. Aufgabe

Welche Informationen zur Abrechnung erhalten Sie von der KZV? Geben Sie die **richtigen** Aussagen an.

1 Eigenlaborpreise
2 Preise der BEB
3 Bundeseinheitliches Krankenkassenverzeichnis
4 Mitteilung über Fallzahlen
5 Leistungsbescheid der PKV
6 Einreichungstermine

Prüfungsgebiet **Empfangen und Aufnehmen von Patientinnen und Patienten**

Zahnärztliche Leistungen abrechnen – Allgemeine Bestimmungen

Erläuterungen und Lösungen

1. Aufgabe

Lösung: 1, 2, 4, 6

Die Landeszahnärztekammern erfüllen eine Vielzahl von Aufgaben. Die hier aufgeführten sind nur ein kleiner Teil. Diese Aufzählung ist nicht abschließend.

2. Aufgabe

Lösung: 2, 3

Die Kammern sind für die Ausbildung der Azubis zuständig. Sie genehmigen die Verträge, erstellen die Zwischen- und Abschlussprüfungen, stellen den Prüfungsausschuss, lassen die Azubis zur Prüfung zu u. v. m.

3. Aufgabe

Lösung: 3

Die Anmeldung muss in dreifacher Form erfolgen. Je nach Alter der Auszubildenden müssen auch Arztuntersuchungen nachgewiesen werden.
Zwei Ausfertigungen werden dann an die Praxis zurückgesendet: Eine für die Praxis, eine für den Auszubildenden oder die Auszubildende.

4. Aufgabe

KZBV
Die übergeordnete Vereinigung heißt Kassenzahnärztliche Bundesvereinigung.

5. Aufgabe

In der Abrechnung.

6. Aufgabe

Lösung: 1, 3, 4, 6

Die KZV stellt uns auf der Homepage alle notwendigen Informationen zur Abrechnung zur Verfügung, von Einreichungsterminen über Preislisten, Kassenverzeichnissen bis zu Abrechnungsbescheiden und Kontoauszügen. Auch die verschiedenen Abrechnungen werden über die KZV eingereicht.

Prüfungsgebiet Empfangen und Aufnehmen von Patientinnen und Patienten

Zahnärztliche Leistungen abrechnen – Allgemeine Bestimmungen

> **Situation zur 1. und 2. Aufgabe**
> Zur Abrechnung von gesetzlich versicherten Patientinnen und Patienten hat die KZBV mit den Krankenkassen den Bundesmantelvertrag vereinbart. Er enthält den bundeseinheitlichen Bewertungsmaßstab.

1. Aufgabe

Was bedeuten die Abkürzungen?

BMV _____

BEMA _____

VdaK _____

KVK _____

BEL _____

2. Aufgabe

Was gehört zum Umfang der vertragszahnärztlichen Leistungen? Nennen Sie vier Leistungen.

- _____
- _____
- _____
- _____

> **Situation zur 3. bis 5. Aufgabe**
> Der BEMA (Bewertungsmaßstab für zahnärztliche Leistungen) ist in verschiedene Teile aufgeteilt.

3. Aufgabe

Ordnen Sie die verschiedenen Behandlungsbereiche der BEMA den Kennziffern der Abrechnungsbereiche zu.

Bereiche: **BEMA:**

Konservierend/chirurgisch ☐   1
2
Systematische Behandlung von Parodontitis ☐   3
4
Kieferbruch ☐   5

Kieferorthopädie ☐

Zahnersatz ☐

4. Aufgabe

Für welche der oben genannten Behandlungen müssen Sie bei der Krankenkasse extra einen Antrag zur Genehmigung stellen?

_____

_____

5. Aufgabe

Dürfen Sie die Behandlung einer gesetzlich versicherten Patientin bzw. eines Patienten ablehnen?

_____

_____

Prüfungsgebiet **Empfangen und Aufnehmen von Patientinnen und Patienten**

Zahnärztliche Leistungen abrechnen – Allgemeine Bestimmungen

Erläuterungen und Lösungen

1. Aufgabe

BMV	Bundesmantelvertrag
BEMA	Bewertungsmaßstab
VdaK	Verband der Arbeitnehmer-Ersatzkassen
KVK	Krankenversicherungskarte
BEL	Bundeseinheitliches Laborverzeichnis

2. Aufgabe

- Röntgen
- Parodontosebehandlung
- Kieferbruch
- Kieferorthopädie
- Zahnersatz

Die Liste ist nicht abschließend.

3. Aufgabe

Lösung: 1, 4, 2, 3, 5

Die Leistungsbereiche sind einzelnen Zahlen zugeordnet und können so bei der Abrechnung eindeutig zugeordnet werden.

4. Aufgabe

- Parodontosebehandlung
- Kieferorthopädie
- Kieferbruch
- Zahnersatz

Für PA-Behandlungen und KFO-Behandlungen müssen immer Anträge gestellt werden. Im Bereich KB und ZE müssen Anträge für Neuanfertigungen gestellt werden. Reparaturen können ohne Genehmigung durchgeführt werden. Sie dürfen mit der Arbeit immer erst nach der Genehmigung beginnen.

5. Aufgabe

Nein.
Ein Schmerzpatient muss immer behandelt werden.

Können Sie anhand Ihrer Dokumentation nachweisen, dass der Patient unzuverlässig ist, grob zu ZFAs, verbal nicht korrekt war oder Ähnliches, können Sie ihn nach der Schmerzbehandlung darauf hinweisen, dass eine weitere Behandlung in Ihrer Praxis nicht stattfinden wird.

> **Hinweis**
>
> *Alle zahnmedizinischen Bereiche unterliegen gesetzlichen Richtlinien und Verordnungen. Diese* ***müssen*** *eingehalten werden!*
> *Können Verstöße gegen diese Richtlinien und Verordnungen nachgewiesen werden, drohen dem Praxisinhaber hohe Geldstrafen. Auch Praxisschließungen oder der Entzug der Kassenzulassung ist möglich.*
> *Jede Praxis sollte immer auf dem aktuellen Stand der Richtlinien und Verordnungen sein und diese auch einhalten.*

© Westermann Gruppe

Prüfungsgebiet Empfangen und Aufnehmen von Patientinnen und Patienten

Zahnärztliche Leistungen abrechnen – Allgemeine Bestimmungen

Situation zur 1. bis 3. Aufgabe
Für Behandlungsunterlagen sind uns verschiedenen Aufbewahrungsfristen vorgegeben.

Situation zur 4. bis 6. Aufgabe
Bei der Abrechnung von Leistungen über die Versicherungskarte muss ein bestimmter Abrechnungsweg eingehalten werden.

1. Aufgabe

Ordnen Sie den Unterlagen die entsprechenden Aufbewahrungsfristen zu.

Unterlagen:
- AU-Bescheinigungen ☐
- Karteikarten ☐
- Röntgenbilder ☐
- Kiefermodelle ☐

Aufbewahrungsfrist:
1. 1 Jahr
2. 4 Jahre nach Abschluss der Behandlung
3. 10 Jahre nach Abschluss der Behandlung

2. Aufgabe

Sie haben bei einem 15-jährigen Jungen ein OPG angefertigt. Wie lange ist die Aufbewahrungspflicht? ☐

1. 10 Jahre
2. 4 Jahre
3. 10 Jahre nach der Vollendung des 18 Lebensjahres
4. 30 Jahre

3. Aufgabe

Sie haben Unterlagen aussortiert, bei denen die Aufbewahrungsfristen abgelaufen sind. Wie entsorgen Sie diese Unterlagen? ☐

1. im Hausmüll
2. beim Wertstoff nach Material sortiert
3. Sondermüll
4. es wird geschreddert und dann einem Entsorger gegeben
5. es wird geschreddert und in den Papiermüll gegeben

4. Aufgabe

Bringen Sie den Abrechnungsweg von der Quartalsabrechnung bis zur Erstattung an die Praxis in die richtige Reihenfolge.

- Erstellung der Quartalsabrechnung ☐
- Bezahlung an die KZV ☐
- Übermittlung der Daten an die KZV ☐
- Weiterleitung an die KK ☐
- Überprüfung der Abrechnung KZV ☐
- Bezahlung an die Praxis ☐
- Überprüfung der Abrechnung durch die KK ☐

5. Aufgabe

Wie wird das Honorar für die Behandlerinnen und Behandler berechnet? ☐

1. Punktwert × Bewertungszahl
2. Punktwert × Behandlungsanzahl
3. Bewertungszahlt × Patienten/Patientinnen

6. Aufgabe

Wie wird das Honorar des Behandlers abgerechnet? ☐

1. mit dem Patienten oder der Patientin
2. mit der Krankenkasse
3. mit der zuständigen KZV

Prüfungsgebiet Empfangen und Aufnehmen von Patientinnen und Patienten

Zahnärztliche Leistungen abrechnen – Allgemeine Bestimmungen

Erläuterungen und Lösungen

1. Aufgabe

Lösung: 1, 2, 3, 2

Im BMV-Z sowie der Röntgenverordnung sind die Aufbewahrungsfristen für Dokumente in der Zahnarztpraxis geregelt.

2. Aufgabe

Lösung: 1

Die Frist für Röntgenbilder gibt 10 Jahre vor. Diese greift aber erst bei Volljährigkeit.

3. Aufgabe

Lösung: 4

Entweder kann die Praxis die Unterlagen schreddern und einem Entsorger übergeben oder es direkt einem Entsorger übergeben, der auch das Schreddern übernimmt. Auch hier müssen vorgaben bezüglich der Größe des geschredderten Materials eingehalten werden, damit dieses nicht wieder zusammengesetzt werden kann. Der Nachweis der Übergabe an den Entsorger sollte in jedem Fall aufbewahrt werden.

4. Aufgabe

Lösung: 1, 6, 2, 4, 3, 7, 5

5. Aufgabe

Lösung: 1

Für die Berechnung des Honorars werden die jeweiligen Bewertungszahlen der erbrachten Positionen mit dem aktuellen Punktwert für den Leistungsbereich multipliziert.

6. Aufgabe

Lösung: 3

Durch die Quartalsabrechnung oder die ZE/KBR/PA-Abrechnungstermine wird das Honorar mit der zuständigen KZV abgerechnet. Diese rechnet dann mit den jeweiligen Krankenkassen ab.

> **Hinweis**
>
> *Alle Abrechnungsdaten werden über einen bestimmten Zeitraum hinweg elektronisch gesammelt und an die zuständige Kassenärztliche Vereinigung (KZV) geschickt.*
>
> *Die KVZ erstellt dann für alle Zahnärzte und Zahnärztinnen eine Gesamtabrechnung. Dies geschieht meist nach einem Vierteljahr und nach Krankenkassen sortiert.*
>
> *Die einzelnen Krankenkassen überweisen dann den Gesamtbetrag der für ihre Mitglieder abgerechneten Behandlungskosten an die KZV. Diese überweist dann den entsprechenden zustehenden Anteil an die jeweiligen Zahnärzte und Zahnärztinnen.*
> *Zwischen der Behandlung und dem Erhalt des zahnärztlichen Honorars liegen also einige Wochen.*
>
> *Über die Chipkarte wird ein Großteil der zahnmedizinischen Behandlungen abgerechnet, zu denen beispielsweise die folgenden Punkte gehören:*
> * *Prophylaxemaßnahmen/normale Untersuchungen (für Erwachsene) sowie einfache Zahnsteinentfernungen*
> * *Prophylaxemaßnahmen für Kinder und Jugendliche (sog. IP-Positionen)*
> * *lokale Betäubungsspritzen*
> * *Röntgenaufnahmen*
> * *Füllungen (Amalgam, Kunststofffüllungen an Schneidezähnen)*
> * *Zahnersatz (Kronen, Brücken, Prothesen)*
> * *Behandlungen des Zahnfleisches (Gingivitis, Parodontitis)*
> * *Ziehungen von Zähnen*
> * *chirurgische Maßnahmen*
> * *Kieferorthopädie (Eigenanteil ausgenommen; wird später von der Krankenkasse zurückgezahlt)*

© Westermann Gruppe

Prüfungsgebiet Empfangen und Aufnehmen von Patientinnen und Patienten

Zahnärztliche Leistungen abrechnen – Allgemeine Bestimmungen

Situation zur 1. bis 3. Aufgabe
Bei der Abrechnung von Privatpatientinnen und -patienten wird nicht mit einer Abrechnungsstelle abgerechnet, sondern direkt mit den Patientinnen und Patienten. Hier gibt es verschiedene Dinge zu beachten.

1. Aufgabe

Welches Verzeichnis wird zur Abrechnung der Leistungen mit Privatpatientinnen und -patienten genutzt?

_____

2. Aufgabe

Sie stellen dem privat versicherten Patienten Leistungen in Rechnung.
Wann muss er diese bezahlen?

1 Nach der Erstattung seiner Versicherung
2 Sofort
3 Je nach Zahlungsziel auf der Rechnung
4 Er muss nur das bezahlen, was die Versicherung erstattet.

3. Aufgabe

Die GOZ wurde grundsätzlichen Änderungen unterzogen.
Seit wann gelten diese Änderungen?

_____

4. Aufgabe

Sie haben eine Leistung erbracht und hatten einen hohen Zeitaufwand aufgrund eines starken Würgereizes der Patientin.
Wie können Sie dies berechnen?

_____

5. Aufgabe

Sie haben den Faktor für die Leistungsabrechnung auf 3,5 erhöht.
Was müssen Sie für eine ordnungsgemäße Abrechnung beachten?

_____

_____

6. Aufgabe

Was ist der durchschnittliche Faktor für Leistungen aus der GOZ?

_____

7. Aufgabe

Geben Sie die entsprechenden Faktoren nach der Vorgabe der GOZ an.

0010	Ä5000	0110	Ä1	0530

8. Aufgabe

Sie sollen eine Leistung über dem 3,5-fachen Faktor abrechnen.
Was müssen Sie beachten?

_____

_____

_____

Prüfungsgebiet **Empfangen und Aufnehmen von Patientinnen und Patienten**

Zahnärztliche Leistungen abrechnen – Allgemeine Bestimmungen

Erläuterungen und Lösungen

1. Aufgabe

GOZ
Die Grundlage für die Abrechnung von Privatleistungen ist die Gebührenordnung für Zahnärzte.

2. Aufgabe

Lösung: 3
Patientinnen und Patienten gehen einen Vertrag mit den behandelnden Ärztinnen bzw. Ärzten ein. Diese sind unabhängig vom Zeitraum der Erstattung bzw. vom Erstattungsbetrag der Versicherung.

3. Aufgabe

2012 wurde die GOZ grundsätzlich überarbeitet und geändert. In diesem Zuge wurden Leistungen neu aufgenommen und auch gestrichen. Die vorhandenen Leistungen wurden auf vier Leistungsziffern erhöht.

4. Aufgabe

Sie können den Steigerungsfaktor erhöhen.
Wir haben die Möglichkeit, den Faktor bei Leistungen nach bestimmten Kriterien zu erhöhen.

5. Aufgabe

Der Faktor darf nur mit einer individuellen Begründung nach Zeitaufwand, Umständen und Schwierigkeit erhöht werden.
Diese Begründung muss auf der Rechnung erscheinen.

6. Aufgabe

Lösung: 2,3
Der durchschnittliche Faktor für Leistungen aus der GOZ liegt bei 2,3.

7. Aufgabe

0010	Ä5000	0110	Ä1	0530
2,3	1,8	1,0	2,3	1,0

Zuschläge werden mit dem Faktor 1,0 berechnet, Röntgenleistungen mit dem Faktor 1,8, alle anderen Leistungen mit dem Faktor 2,3.

8. Aufgabe

Der Patient muss ein zusätzliches Formular nach § 2 Abs. 1 und 2 GOZ unterschreiben. Er sollte auch darauf hingewiesen werden, dass seine Versicherung den Betrag über dem 3,5-fachen Faktor evtl. nicht erstattet.

Prüfungsgebiet Empfangen und Aufnehmen von Patientinnen und Patienten

Allgemeine zahnärztliche diagnostische und therapeutische Maßnahmen vorbereiten, dabei assistieren und nachbereiten

Situation zur 1. bis 3. Aufgabe
Sie haben eine 16-jährige Patientin zur eingehenden Untersuchung im Behandlungszimmer. Es steht zur Diskussion, ob die Weisheitszähne entfernt werden müssen.

1. Aufgabe

Sie haben zur Diagnose von Krankheiten die Möglichkeit, Röntgenbilder anzufertigen. Welche Aufnahme/Technik ist zur Kontrolle der Weisheitszähne sinnvoll?

2. Aufgabe

Ihre Patientin ist noch nicht volljährig. Was benötigen Sie vor der Anfertigung der Röntgenaufnahme?

3. Aufgabe

Ihre Patientin ist 16 Jahre alt. Was sollten Sie vor der Durchführung der Aufnahme fragen?

-
-
-

Situation zur 4. bis 6. Aufgabe
Sie sollen bei Herrn Weixler zur PA-Diagnostik mit Ihrer Kollegin Röntgenbilder anfertigen.

4. Aufgabe

Welche Aufnahmemöglichkeiten sind sinnvoll?

1. Rö-Status
2. OPG
3. FRS
4. Bissflügelaufnahmen

5. Aufgabe

Herr Weixler wechselte erst vor drei Monaten zu Ihnen in die Praxis und gibt an, dass die vorige Praxis Röntgenbilder hat. Wie gehen Sie vor?

1. Wir machen trotzdem neue Aufnahmen.
2. Wir erkundigen uns in der anderen Praxis nach dem Alter der Bilder.
3. Wir nehmen die Bilder auf jeden Fall und machen heute keine neuen Aufnahmen.

6. Aufgabe

Sie haben von der vorherigen Praxis die Röntgenbilder zugesendet bekommen. Es handelt sich um ein OPG und um zwei Einzelaufnahmen des Zahnes 16. Beide Röntgenbilder sind älter als ein Jahr. Wie gehen Sie weiter vor? Begründen Sie.

Prüfungsgebiet Empfangen und Aufnehmen von Patientinnen und Patienten

Allgemeine zahnärztliche diagnostische und therapeutische Maßnahmen vorbereiten, dabei assistieren und nachbereiten

Erläuterungen und Lösungen

1. Aufgabe

Panoramaschichtaufnahme/OPG
Für die Diagnose der Weisheitszähne ist eine Panoramaschichtaufnahme sinnvoll, da hier alle vier möglichen Weisheitszähne auf einer Aufnahme abgebildet sind.

2. Aufgabe

Das Einverständnis der Eltern
Bei minderjährigen Patientinnen und Patienten benötigen Sie für jedes Röntgenbild die schriftliche Einverständniserklärung der Eltern.

3. Aufgabe

- Schwangerschaft
- letzte Aufnahme
- Schmuck/Hörgerät

Jede Patientin zwischen 13 und ca. 60 Jahren sollte nach einer Schwangerschaft gefragt werden. Fragen Sie nach der letzten Aufnahme, evtl. liegt bei einer anderen Arztpraxis eine aktuelle Aufnahme vor. Um eine optimale Aufnahme zu erstellen, sollten Sie nach Hörgeräten, Schmuck u. Ä. fragen, um diesen vorab zu entfernen.

4. Aufgabe

Lösung: 1, 2
Um einen PA-Status zu erstellen, wurden früher häufig acht Einzelaufnahmen gemacht. Dies wird mittlerweile oft durch ein OPG ersetzt. Wichtig ist, dass von allen vorhandenen Zähnen eine aktuelle Aufnahme zur Planung vorliegt.

5. Aufgabe

Lösung: 2
Wir erkundigen uns in der anderen Praxis nach dem Alter der Bilder. Diese darf für diagnostische Zwecke nicht älter als 6 Monate sein.

6. Aufgabe

Um einen genaue Behandlungsplanung durchführen zu können, benötigen Sie Röntgenbilder, die nicht älter als sechs Monate sind. Daher müssen Sie in jedem Fall neue Aufnahmen anfertigen. Sie können, bezogen auf die Aufgabe, die Bilder der vorigen Praxis trotzdem anfordern, damit Sie einen Vergleich haben, ob sich im Laufe der Zeit etwas verändert hat oder alles gleich geblieben ist. Für die Planung benötigen Sie aber in jedem Fall neue Bilder.

> **Hinweis**
>
> *Röntgenbilder zur Behandlungsplanung dürfen nicht älter als sechs Monate sein. Dies sollte immer geprüft werden. Ist keines vorhanden, muss ein Röntgenbild erstellt werden. Dies kann z. B. von der KZV zur Klärung der Behandlung angefordert werden.*

Prüfungsgebiet Empfangen und Aufnehmen von Patientinnen und Patienten

Allgemeine zahnärztliche diagnostische und therapeutische Maßnahmen vorbereiten, dabei assistieren und nachbereiten

Situation zur 1. bis 3. Aufgabe
Es werden im Tagesablauf Ihrer Praxis eine Vielzahl von Röntgenbildern angefertigt.

1. Aufgabe

Nennen Sie fünf medizinische Indikationen zur Anfertigung von Einzelaufnahmen:

- _____
- _____
- _____
- _____
- _____

2. Aufgabe

Wie alt dürfen Röntgenbilder zu diagnostischen Zwecken max. sein, z. B. bei der Planung von Zahnersatz oder einer PA-Behandlung?

1   3 Monate   4   9 Monate
2   6 Monate   5   1 Monat
3   12 Monate

3. Aufgabe

Der Zahn 36 benötigt einen neue Krone. Welche Aufnahmeart führen Sie durch? Begründen Sie.

_____
_____
_____
_____

Situation zur 4. und 5. Aufgabe
Herr Sirch hat die Praxis gewechselt und möchte, dass Sie die Röntgenbilder an die neue Praxis senden.

4. Aufgabe

Sie röntgen in Ihrer Praxis nur noch digital. Auf was müssen Sie beim Versand achten?

_____
_____

5. Aufgabe

Mit der Digitalisierung haben Sie einen neuen Weg für den sicheren Versand von Röntgenbildern. Nennen Sie beide Möglichkeiten.

- _____
- _____

Situation zur 6. Aufgabe
Während der Ausbildung dürfen Sie selbst keine Röntgenbilder anfertigen.

6. Aufgabe

Ab wann dürfen Sie Röntgenbilder selbstständig anfertigen?

1   am Tag der Abschlussprüfung
2   mit Bestehen der Röntgenprüfung
3   am letzten Tag der Ausbildung

Prüfungsgebiet Empfangen und Aufnehmen von Patientinnen und Patienten

Allgemeine zahnärztliche diagnostische und therapeutische Maßnahmen vorbereiten, dabei assistieren und nachbereiten

Erläuterungen und Lösungen

1. Aufgabe

- Kariesdiagnostik
- Messaufnahme bei Endo
- Kontrollaufnahme nach Wurzelfüllung
- Kontrolle nach Ost, PA-Diagnostik
- Kontrolle nach WSR
- ...

2. Aufgabe

Lösung: 2

Röntgenbilder dürfen für diagnostische Zwecke nicht älter als 6 Monate sein. Gab es in der Zwischenzeit eine Befundveränderung, haben Sie eine Indikation für eine neue Aufnahme.

3. Aufgabe

Für die Versorgung von nur einem Zahn, ist es ausreichend, einen Einzelaufnahme der Region zu erstellen. Eine Panoramaschichtaufnahme zeigt uns zwar alle Zähne, diese brauchen wir in dem Fall aber nicht. Durch die Einzelaufnahme ergibt sich auch eine geringere Strahlenbelastung für den Patienten.

4. Aufgabe

Der Versand der Aufnahme muss verschlüsselt erfolgen.
Im Zuge der Einführung der Datenschutzgrundverordnung wurde festgelegt, dass Röntgenbilder nur noch verschlüsselt weitergeleitet werden dürfen.

5. Aufgabe

- Verschlüsselung via Cryptshare der KZV
- Versand über KIM

Sie können die Aufnahmen über das Programm Cryptshare der KZV versenden. Hier erfolgen die Verschlüsselung und eine Passwortvergabe. Es gibt auch die Möglichkeit des Versandes über KIM. Hier erfolgt die Verschlüsselung automatisch. Zum Öffnen muss kein Passwort eingegeben werden.

6. Aufgabe

Lösung: 2

Mit bestehen der Röntgenprüfung dürfen Sie selbst Röntgenbilder nach Auftrag des Behandlers durchführen.
Um Röntgenbilder selbst durchführen zu dürfen ist eine bestandene Röntgenprüfung notwendig. Diese muss alle fünf Jahre erneuert werden.

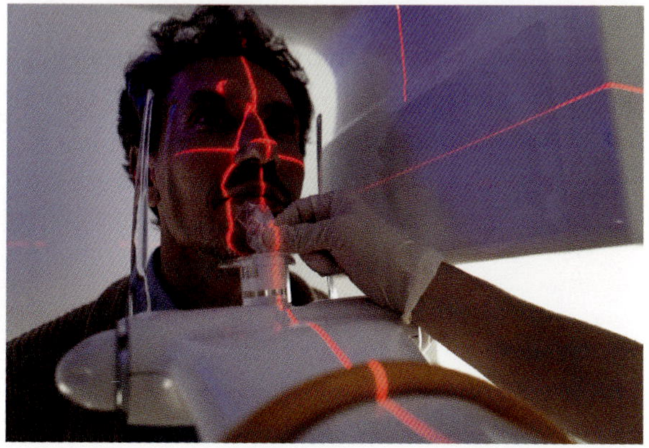

Anhand der Linien wird kontrolliert, ob alles richtig eingestellt ist, bevor die Aufnahme durchgeführt wird.

Prüfungsgebiet Empfangen und Aufnehmen von Patientinnen und Patienten

Zahnärztliche Leistungen abrechnen – gesetzlich und privat Versicherte

Situation zur 1. und 2. Aufgabe
Sie dürfen heute bei Ihrer Kollegin an der Rezeption arbeiten und sind für die Patientenannahme zuständig.

1. Aufgabe

Frau Seifert, gesetzlich versichert, kommt zu ihrem ersten Termin in diesem Quartal. Welche Unterlagen benötigen Sie?

2. Aufgabe

Welche Daten müssen auf der eGK gespeichert sein?

1. Vor- und Nachname
2. Anschrift
3. Arbeitgeber
4. Geburtsdatum
5. Status
6. Versicherungsbeginn
7. Versicherungsnummer
8. Vorherige Versicherung

Situation zur 3. bis 5 Situation
Beim Einlesen der Versicherungskarte von Frau Seifert wird der Status 3 angezeigt.

3. Aufgabe

Was bedeutet Status 3?

1. Mitglied
2. Familienmitglied
3. Rentner/-in

4. Aufgabe

Welche weiteren Informationen benötigen Sie von der Patientin, wenn sie familienversichert ist?

1. Vor- und Nachnamen des Hauptversicherten
2. Arbeitgeber des Hauptversicherten
3. Geburtsdatum des Hauptversicherten
4. Telefonnummer des Hauptversicherten

5. Aufgabe

Frau Seifert hat Ihre Versicherungskarte verloren und die neue Karte hat sie noch nicht bekommen. Wie gehen Sie vor?

1. Frau Seifert soll die Karte bringen, wenn Sie sie erhalten hat.
2. Frau Seifert bekommt für die heutige Behandlung eine Privatrechnung.
3. Sie fordern bei der Versicherung eine Ersatzbescheinigung an.
4. Frau Seifert soll die Karte im nächsten Quartal mitbringen.

Situation zur 6. Aufgabe
In Deutschland gibt es verschiedene gesetzliche Krankenkassen. Sie haben die freie Wahl, für welche Krankenkasse sie sich entscheiden.

6. Aufgabe

Nennen Sie mindestens vier verschiedene gesetzliche Krankenkassen.

-
-
-
-

Prüfungsgebiet Empfangen und Aufnehmen von Patientinnen und Patienten

Zahnärztliche Leistungen abrechnen – gesetzlich und privat Versicherte

Erläuterungen und Lösungen

1. Aufgabe

Die eGK

Alle gesetzlich versicherten Patientinnen und Patienten müssen einmal im Quartal die elektronische Gesundheitskarte (eGK) vorlegen. Dies bestätigt der Praxis, dass die Patientinnen und Patienten bei der Krankenkasse versichert sind.

2. Aufgabe

Lösung: 1, 2, 4, 5, 7

Für eine eindeutige Zuordnung der Versicherungskarte müssen der Name, die Anschrift, das Geburtsdatum, der Versicherungsstatus und die Versicherungs-nummer auf der eGK gespeichert sein. Auf der eGK aufgedruckt ist ein Foto der versicherten Person. Dies dient der Zuordnung, ob die Patientin bzw. der Patient die richtige Versicherungskarte in der Praxis vorlegt und kein Missbrauch mit den Versicherungskarten stattfindet.

3. Aufgabe

Lösung: 2

Der Status 1 bedeutet Mitglied, d. h., die Patientin ist selbst versichert.
Der Status 3 bedeutet Familienmitglied, d. h. die Patientin ist bei einem Elternteil oder Partner/-in mitversichert.
Der Status 5 bedeutet Rentner/-in.

4. Aufgabe

Lösung: 1, 3

Zur Abrechnung und eindeutigen Zuordnung werden von der/dem Hauptver-sicherten der Vor- und Nachname sowie das Geburtsdatum benötigt.

5. Aufgabe

Lösung: 3

Sie rufen bei der Krankenkasse von Frau Seifert an und bitten diese um eine Ersatzbescheinigung. Mit diesem Nachweis können Sie die Leistungen wie gewohnt für dieses Quartal abrechnen. Sollte Frau Seifert die Karte noch in diesem Quartal erhalten, kann sie diese gerne bringen – muss aber nicht.

6. Aufgabe

- Allgemeine Ortskrankenkasse – AOK
- Betriebskrankenkasse – BKK
- Innungskrankenkasse – IKK
- Landwirtschaftliche Krankenkasse – LKK
- Techniker Krankenkasse – TK
- Hanseatische Krankenkasse – HEK
- Kaufmännische Krankenkasse – KKH
- Barmer Ersatzkasse
- Deutsche Angestellten Krankenkasse – DAK

Prüfungsgebiet Empfangen und Aufnehmen von Patientinnen und Patienten

Zahnärztliche Leistungen abrechnen – gesetzlich und privat Versicherte

Situation zur 1. bis 3. Aufgabe
Die gesetzlichen Krankenkassen sind in verschiedene Kassengruppen eingeteilt.

Situation
Bei den gesetzlichen Krankenkassen gibt es verschiedene Möglichkeiten für versicherte Personen.

1. Aufgabe

Welche Kassengruppen gibt es?

1 Primärkassen
2 PC-Kassen
3 Vdek
4 Sonstige Kostenträger
5 PKV
6 POS-Kassen

4. Aufgabe

Welche drei Möglichkeiten gibt es für eine Versicherung in der gesetzlichen Krankenkasse?

- _____
- _____
- _____

2. Aufgabe

Welche Versicherungen gehören zu den sonstigen Kostenträgern?

1 Bundeswehr
2 Bundespolizei
3 Private Versicherung
4 Sozialamt
5 Berufsgenossenschaft

Situation
Auf der elektronischen Versicherungskarte der Patientinnen und Patienten sind verschiedene Daten gespeichert.

5. Aufgabe

Welche Daten gehörten zu den Stammdaten und welche zu den beweglichen Daten? Nennen Sie je zwei Beispiele:

Bewegliche Daten	Stammdaten
_____	_____
_____	_____

3. Aufgabe

Können Sie selbst entscheiden welcher Kassengruppe Sie angehören möchten? Begründen Sie.

_____
_____
_____
_____

157

Prüfungsgebiet Empfangen und Aufnehmen von Patientinnen und Patienten

Zahnärztliche Leistungen abrechnen – gesetzlich und privat Versicherte

Erläuterungen und Lösungen

1. Aufgabe

Lösung: 1, 3, 4

Die Krankenkassen sind aufgeteilt in Primärkassen und VdeK (Verband der Ersatzkassen). PKV sind private Krankenversicherungen und gehören nicht zu den gesetzlichen Krankenkassen.

2. Aufgabe

Lösung: 1, 2, 4, 5

Unter diesen Kostenträgern sind Mitarbeiterinnen und Mitarbeiter der Polizei und Bundeswehr versichert. Flüchtlinge sowie Migrantinnen und Migranten sind anfangs z. B. über das Sozialamt versichert und haben keine Versicherungskarte, sondern noch wie früher einen Erfassungsschein zur Abrechnung. Arbeitsunfälle von gesetzlich versicherten Personen werden über die entsprechende Berufsgenossenschaft abgerechnet.

3. Aufgabe

Ja, denn grundsätzlich hat jede Person das Recht auf eine freie Kassenwahl. Wenn es der Person wichtig ist, welcher Kassengruppe diese angehört, muss sie sich vorab darüber informieren.

Sonstige Kostenträger können nicht frei gewählt werden.
Diese gelten für bestimmte Berufsgruppen, z. B. Bundeswehr, Polizei, o. Ä.

Ist die Person asylsuchend o. Ä. springt das Sozialamt als Versicherung ein.

4. Aufgabe

- Pflichtversicherte
- freiwillig Versicherte
- Familienversicherte

Pflichtversicherte Patient/-innen sind alle berufstätigen Personen oder Rentnerinnen und Rentner bis zu einer bestimmten Einkommensgrenze.

Freiwillig gesetzlich Versicherte sind Personen mit einem Einkommen über der Beitragsbemessungsgrenze oder Freiberufler bzw. Selbstständige.

Diese Grenze wird vom Staat jedes Jahr neu festgelegt. Patientinnen und Patienten können dann zwischen einer freiwilligen Versicherung bei einer gesetzlichen Krankenkasse oder einer privaten Versicherung wählen.

Familienversichert sind alle Angehörigen einer Person, die kein eigenes Einkommen haben, z. B. schulpflichtige Kinder, Ehepartner/-innen ohne eigenes Einkommen.

5. Aufgabe

Bewegliche Daten	Stammdaten
• Anschrift • Nachnamen • Krankenversicherung	• Geburtsdatum • Vornamen

Stammdaten sind Daten der Patientinnen und Patienten, die sich nicht ändern. Hier gehören das Geburtsdatum und der Vorname in jedem Fall dazu.

Bewegliche Daten sind Daten, die sich ändern können, z. B. durch einen Versicherungswechsel, durch einen Umzug, durch eine Heirat.

© Westermann Gruppe

Prüfungsgebiet Empfangen und Aufnehmen von Patientinnen und Patienten

Zahnärztliche Leistungen abrechnen – gesetzlich und privat Versicherte

> **Situation**
> Als nächstes kommt Herr Bauer zu Ihnen an die Rezeption. Herr Bauer ist privat versichert und hat keine Versicherungskarte. Er war vor 3 Jahren zum letzten Mal bei Ihnen in Behandlung.

1. Aufgabe

Wie gehen Sie bei Herrn Bauer vor?

1 Sie schicken ihn gleich ins Wartezimmer.

2 Sie erkundigen sich, ob sich an der Versicherungsart etwas geändert hat.

3 Sie fragen nach, ob die Adresse noch die gleiche ist.

4 Sie überprüfen nichts weiter, da die Patientinnen und Patienten dies immer selbst mitteilen.

> **Situation zur 2. bis 4. Aufgabe**
> Bei einer privat versicherten Patientin bzw. einem privat versicherten Patienten gibt es Unterschiede im Vergleich zu gesetzlich versicherten Patientinnen und Patienten.

2. Aufgabe

Welche Daten benötigen Sie von einer privat versicherten Patientin bzw. einem privat versicherten Patienten, um eine rechtssichere Rechnung zu erstellen?

- _____

- _____

- _____

3. Aufgabe

Bei gesetzlich versicherten Patientinnen und Patienten rechnen Sie die Behandlung über die Versicherungskarte ab.
Wie erfolgt die Abrechnung bei privat versicherten Patientinnen und Patienten?

1 Sie schicken die Rechnung an die Versicherung.

2 Sie schicken die Rechnung an die Patientin bzw. den Patienten.

3 Sie sammeln die Rechnungen, um mehrere an die Versicherung zu senden, somit können sie Porto sparen.

4 Die Versicherung überweist die Rechnung an die Praxis.

5 Die Patientin bzw. der Patient bezahlt die Rechnung an die Praxis.

4. Aufgabe

Die private Versicherung erstattet der Patientin/dem Patienten nicht den vollen Rechnungsbetrag.
Welche Aussagen sind **richtig**?

1 Patientinnen und Patienten bezahlen nur das, was sie von der Versicherung erstattet bekommen.

2 Patientinnen und Patienten bezahlen erst, wenn die Versicherung an sie überwiesen hat.

3 Patientinnen und Patienten bezahlen die Rechnung innerhalb des Zahlungszieles an die Praxis.

4 Patientinnen und Patienten müssen den vollen Rechnungsbetrag bezahlen, unabhängig von der Erstattung der Versicherung.

Prüfungsgebiet Empfangen und Aufnehmen von Patientinnen und Patienten

Zahnärztliche Leistungen abrechnen – gesetzlich und privat Versicherte

Erläuterungen und Lösungen

1. Aufgabe

Lösung: 2, 3

Da der Patient keine Versicherungskarte zum Einlesen hat, können wir nicht überprüfen, ob sich an seinen Daten etwas geändert hat. Daher ist es wichtig, den Patienten zu fragen, ob er noch immer privat versichert ist. Viele Patientinnen und Patienten, die von einer privaten zu einer gesetzlichen Krankenkasse wechseln, vergessen schlicht, die Versicherungskarte abzugeben.
Sollte der Patient seit seinem letzten Besuch in der Praxis umgezogen sein, haben wir auch hier keine Information über die Versicherungskarte. Hier müssen wir aktiv den Patienten fragen. Ist die Adresse nicht richtig, können wir die Rechnung für die Behandlung nicht an den Patienten senden.

2. Aufgabe

- Name und Vorname
- aktuelle Anschrift
- Geburtsdatum

Um eine rechtssichere Rechnung zu erstellen, benötigen wir von der Patientin bzw. dem Patienten den vollen Vor- und Nachnamen, die aktuelle Anschrift sowie das Geburtsdatum. Diese Angaben benötigt die Versicherung für die Erstattung des Rechnungsbetrages an die Patientinnen und Patienten.

3. Aufgabe

Lösung: 2

Bei der Abrechnung mit privat versicherten Patientinnen und Patienten besteht immer ein Vertragsverhältnis zwischen der Praxis und der Patientin bzw. dem Patienten. Es besteht kein Vertrag zwischen der Versicherung und der Praxis. Somit erfolgt die gesamte Abrechnung über die Patientin bzw. den Patienten. Diese sind für die Erstattung der Rechnung selbst verantwortlich.

4. Aufgabe

Lösung: 3, 4

Da die Praxis Verträge mit Patientinnen bzw. Patienten hat und nicht mit der Versicherung, müssen die Patientinnen oder Patienten die Rechnungen innerhalb des Zahlungszieles überweisen. Sie müssen den vollen Rechnungsbetrag bezahlen, unabhängig von der Erstattung durch die Versicherung.
Die Erstattung der Versicherung kann von vielen Faktoren abhängen: Privat versicherte Personen haben oft einen Selbstbehalt, das bedeutet, dass bis zu einem bestimmten Betrag keine Rechnungen erstattet werden. Die Erstattung ist laut Tarif festgelegt und beträgt einen bestimmten Prozentsatz der Rechnung – auch hier bekommen die Patientinnen und Patienten nicht den gesamten Betrag erstattet.
Sollte die Erstattung jedoch aufgrund eines Abrechnungsfehlers nicht vollständig erfolgen, muss die Praxis hier noch einmal prüfen und evtl. einen Widerspruch einlegen.

> **Hinweis**
>
> *Rechnungen für Privatleistungen werden unabhängig von einer möglichen Erstattung durch die private Krankenkasse oder Beihilfe gestellt.*
> *Die Höhe der Erstattung erfolgt nach einem individuellen Versicherungsvertrag, in dem auch Einschränkungen der Erstattung oder bestimmte Voraussetzungen (z. B. Alter) festgelegt werden können.*
> *Wenn die Krankenversicherung nicht den vollen Betrag erstattet, muss die versicherte Person die Differenz bezahlen.*

© Westermann Gruppe

Prüfungsgebiet Empfangen und Aufnehmen von Patientinnen und Patienten

Zahnärztliche Leistungen abrechnen – gesetzlich und privat Versicherte

---

Situation zur 1. und 2. Aufgabe
Frau Meiler, gesetzlich versichert, hat heute zum ersten Mal einen Termin in Ihrer Praxis.

1. Aufgabe

Welche Unterlagen muss Frau Meiler ausfüllen?

1. Keine, wir haben alle Angaben auf der Versicherungskarte.
2. Anamnesebogen
3. Datenschutzerklärung
4. Fragebogen über die Praxis

2. Aufgabe

Frau Meiler hat einen Medikationsplan dabei.
Welche Aussagen sind **richtig**?

1. Der Medikationsplan ist für uns nicht wichtig.
2. Sie legen eine Kopie in die Patientenakte.
3. Sie machen eine Notiz bzgl. des Medikamentenplanes in das Behandlungsblatt.
4. Sie sagen Frau Meiler, dass sie den Plan jedes Mal vorzeigen soll.

Fortführung der Situation
Frau Meiler gibt Ihnen auch Ihr Bonusheft und einen Allergieausweis.

3. Aufgabe

Was machen Sie mit dem Allergieausweis?

1. Der Allergieausweis ist für uns nicht relevant.
2. Sie kontrollieren, ob Allergien gegen Medikamente und Metalle vorhanden sind.
3. Sie legen eine Kopie in der Patientenakte ab.
4. Sie sammeln die Ausweise in einer separaten Kartei.

4. Aufgabe

Das Bonusheft gibt es mittlerweile als Heftchen und digital. Wozu dient den Patientinnen und Patienten das Bonusheft?

1. Sie können nachkontrollieren, wann sie zum letzten Mal bei einer Zahnärztin bzw. beim Zahnarzt waren.
2. Sie bekommen von der Krankenkasse einen höheren Festzuschuss beim Zahnersatz.
3. Sie bekommen von der Krankenkasse eine jährliche Prämie.

Situation
Welche Unterlagen benötigen Sie von privat versicherten Neupatientinnen und Neupatienten?

5. Aufgabe

Nennen Sie vier Dinge, die privat versicherte Neupatientinnen und Neupatienten in der Praxis vorlegen müssen.

- _____
- _____
- _____
- _____

6. Aufgabe

Wie gehen Sie vor, wenn die Patientin oder der Patient keine der geforderten Unterlagen nachweisen kann?

1. Sie behandeln sie oder ihn nicht.
2. Sie bitten sie oder ihn, später wieder zu kommen.
3. Sie oder er muss sofort die Behandlung bezahlen.

161

Prüfungsgebiet **Empfangen und Aufnehmen von Patientinnen und Patienten**   Zahnärztliche Leistungen abrechnen – gesetzlich und privat Versicherte

Erläuterungen und Lösungen

1. Aufgabe

Lösung: 2, 3

Alle Neupatientinnen und Neupatienten müssen einen Anamnesebogen ausfüllen. Dadurch erhalten wir Informationen über Vorerkrankungen, Medikamente etc.
Die Datenschutzerklärung muss unterschrieben sein, damit die Daten der Patientinnen und Patienten verarbeitet werden dürfen. Hier werden Daten an die KZV, Krankenkasse o. Ä. übermittelt.

2. Aufgabe

Lösung: 2, 3

Sie machen eine Kopie des Medikamentenplanes und notieren im Behandlungsblatt, dass dieser vorliegt. Für chirurgische Eingriffe und bei der Verschreibung von Medikamenten ist es sehr wichtig für die Praxis, dass bekannt ist, welche Medikamente die Patientin bzw. der Patient bereits einnimmt. Blutverdünner z. B. müssen oft vor Operationen abgesetzt werden. Auch Wechselwirkungen von Medikamenten können so ausgeschlossen werden.

3. Aufgabe

Lösung: 2, 3

Die Behandelnden müssen bei der Verschreibung von Medikamenten wissen, ob eine Allergie vorliegt. Dies kommt oft bei Antibiotika vor. Auch Metalle können im Bereich von Zahnersatz oder Implantaten eine wichtige Rolle für die Praxis spielen.

4. Aufgabe

Lösung: 2

Die Krankenkasse bezahlt beim Festzuschuss feste Beträge zu der Behandlung. Durch den Nachweis, dass die Versicherten regelmäßig zur Kontrolluntersuchung waren, kann dieser Festzuschuss erhöht werden.

Kann kein regelmäßiger Besuch nachgewiesen werden, gibt es 60 % auf die Regelversorgung.

Können mindestens 5 Jahre regelmäßig nachgewiesen werden, gibt es 70 % auf die Regelversorgung.

Können mehr als 10 Jahre regelmäßig nachgewiesen werden, gibt es 75 % auf die Regelversorgung.

Kommt die Patientin bzw. der Patient in einem Jahr nicht zur Kontrolluntersuchung, muss sie bzw. er von vorn beginnen.

5. Aufgabe

- Anamnese
- Datenschutz
- Medikationsplan
- Personalausweis

Wie Patientinnen und Patienten auch versichert sind – Sie benötigen bei Neupatientinnen und -patienten eine Anamnese. Ebenso benötigen Sie in jedem Fall die Datenschutzerklärung. Immer mehr Menschen nehmen regelmäßig Medikamente, deshalb auch hier bitte nach einem Medikationsplan fragen. Der Personalausweis dient Ihnen zur Kontrolle der Angaben der Stammdaten auf dem Anamnesebogen. Sie müssen diesen nicht in der Patientenakte ablegen.

6. Aufgabe

Lösung: 2, 3

Sie können die Patientin oder den Patienten bitten die Unterlagen zu holen und dann einen erneuten Termin vereinbaren. Bei akuten Schmerzen können Sie gegen Barzahlung auch gleich behandeln.

Liegen keine akuten Schmerzen vor, kann die Patientin oder der Patient die notwendigen Unterlagen holen und zu einem neuen Termin wieder in die Praxis kommen.

Sollten akute Schmerzen vorliegen, die keinen Aufschub möglich machen, kann nur eine Notfallbehandlung durchgeführt werden und diese muss sofort beglichen werden. Der Patient muss vor der Behandlung darüber aufgeklärt worden sein.
Bei der Folgebehandlung können die Unterlagen dann vervollständigt bzw. nachgereicht werden.

© Westermann Gruppe

Bildquellenverzeichnis

fotolia.com, New York: Mojzes, Igor 74.1; Raths, Alexander 139.1.

Getty Images (RF), München: andresr 100.1; mikimad 1.1; PixelsEffect 86.1; RealPeopleGroup 114.1; Rodriguez Alba, Ivan 154.1; tommy 107.1.

iStockphoto.com, Calgary: alex-mit 132.1; Anastasi17 114.2; BenAkiba 90.1; Cunaplus_M.Faba 80.1; de Lange, Matthew 56.1; deepblue4you 70.1; Gaitanides 138.1; KOUSHIK CHATTERJEE 122.1; Martin-Lang 28.1; OceanProd 84.1; PeopleImages 92.1; piyaset 115.1; Sakulthai, Nattawat 126.2; Savany 124.1; sefa ozel 128.1; silatip 134.1; st-palette 88.1; YakubovAlim 113.1.

mauritius images GmbH, Mittenwald: Alamy Stock Photos / Sonat, Yalcin 120.2; Alamy Stock Photos / Griskeviciene, Aldona 110.1; Alamy Stock Photos / Kuchugurnyi, Sergii 118.1; Alamy Stock Photos / Mitiuc, Alexandr 59.1; Alamy Stock Photos / rcphotostock 125.1, 126.1; BSIP / Benoist, Amelie 120.1; imageBROKER / Zillmann, Ulrich 136.1.

Picture-Alliance GmbH, Frankfurt a.M.: dpa-infografik 22.1.

Shutterstock.com, New York: antoniodiaz Titel; Mit, Alex 106.1.

stock.adobe.com, Dublin: Hasenau, Ines Titel; Marco2811 68.1; nsdpower 1.2; Poorten, Robert 34.1; von Kassel, Klaus Titel.

Sachwortverzeichnis

A

Abrasionen 105
Abwehrsysteme 19
Amalgamabscheider 59
Antibiotika 12
Antriebsmöglichkeiten 113
apathogen 7
Arbeitsschutz 39
Artikulation 115
Arzneimittel 11, 135
Arzneimittelabgabe 137
Arzneimittelformen 135
Aufbewahrungsfristen 71, 147
Aufklärung 67
Auskunftspflicht 66

B

Bakterien 9
bakterizid 11
Behandlungsvertrag 65
Berufsausübungsgemeinschaft 63
Biostoffverordnung 39
Blutzellen 19

C

chemische Desinfektionsmittel 31
Chirurgie 129

D

Datenschutz 71
Desinfektion 35
Desinfektionsmitteln 33
direkte und indirekte Übertragung 17
Durchbruchszeiträume 97

E

Elegation von zahnärztlichen Leistungen 73
Entsorgung 139
Entzündung 17
E-Rezept 137
Ersatzempfänger/-in 81

F

Früherkennungsuntersuchung 103
Füllungsmaterialien 117

G

Gefahrstoffverordnung 39
Gipsabscheider 58

H

Haftung 69
Händedesinfektion 33
Hepatitis 21
Hepatitis B 23
HIV 23
Hygieneplan 37

I

Immunisierung 19
Impfungen 27
indirekte Übertragung 17
Infektion 8, 15
Infektionskette 15
Infektionskrankheit 15, 21
Infektionsquellen 15
Infektionsschutzgesetzes 39
Infektionsschutzgesetz (IfSG) 29
Infektionsweg 17

K

Kariesdiagnostik 111
Kassenzahnärztlichen Vereinigungen (KZV) 143
Kommunikation 85
Kommunikationsarten 93
Kommunikationswege 93
Kontamination 8
Krankenversicherungsarten 141
kritische Medizinprodukte 41
Kunststofffüllung 115

L

Lege artis 65

M

Medikamentengruppe 11
medizinischen Versorgungszentrum 63
Medizinprodukte 39, 49

Medizin-Produkte-Betreiberverordnung 39
Mehrschichttechnik 115
Meldepflicht 29
Meldeprozess 29
Mikrobiologie 7
Mikroorganismen 7
Mund-Antrum-Verbindung (MAV) 129

N

Nachhaltigkeit 61

O

öffentliche Gesundheitswesen 63
öffentlicher Gesundheitsdienst 63
Okklusion 115
Organisationsformen 63

P

pathogen 7
Pathogenität 15
Patientenannahme 155
Penizillin 11
personenbezogene Daten 71
Pilzerkrankungen 13
Post 77
Postbearbeitung 79
Postexpositionsprophylaxe 25
präprothetische Chirurgie 133
Prävention 8
Praxisgemeinschaft 63

Prionen 13
privat versicherte Patienten 159
Prophylaxe 8
Protozoen 13
Pufferzeiten 75

R

RDG 51
Remineralisation 107
RKI-Liste 54

S

Schweigepflicht 67
Simultanimpfung 27
Sporen 9
Sterilisation 35

T

Terminplanung 75
Tetanusinfektion 27
Thermodesinfektor 51, 53
TRBA 34
TRBA 250 32
Trockenlegung 117

U

Übermittlungspflicht 66
Übertragungswege 23
Umwelthygiene 55
Unfalldokumentation 25

V

VAH-Liste 54
validierte Verfahren 39
Validierung 51
Vermehrungszyklus 11
Virulenz 15
Viruserkrankungen 21
viruzid 11
Vitalamputation 121
Vitalexstirpation 121

W

Wechselgebiss 99
Wertstufen 79
Wurzelspitzenresektion 131

Z

Zahnanzahl 101
Zahnentwicklung 97
Zellteilung 9
Zellteilung (Mitose) 11
Sorgfaltspflicht 66
Zysten 131